DES ACCIDENTS
DE DENTITION

CHEZ LES ENFANTS EN BAS AGE

ET

DES MOYENS DE LES COMBATTRE,

PAR

M. A. DELABARRE fils,

Docteur en medecine,
...tiste de l'hospice des Enfants-Trouvés et Orphelins de Paris,
...eches et des écoles communales du 1er arrondissement,
du premier dispensaire, etc., etc.

AVEC PLANCHES SUR BOIS.

———◦◦◦◦◦ ◦◦◦◦◦———

PARIS,

VICTOR MASSON, LIBRAIRE-ÉDITEUR,
PLACE DE L'ÉCOLE-DE-MÉDECINE, 17.

—

1851

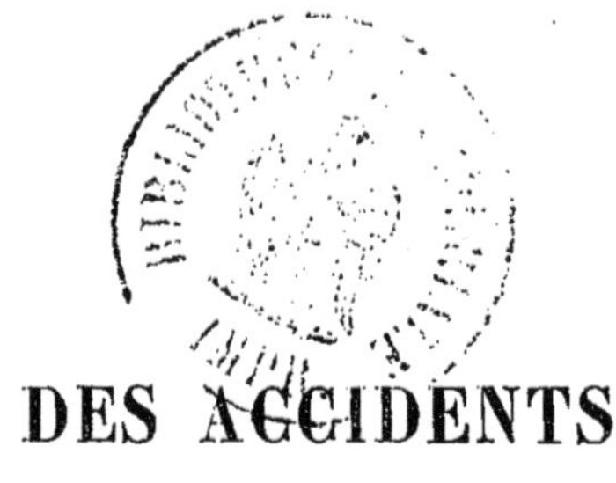

DES ACCIDENTS

DE DENTITION

CHEZ LES ENFANTS EN BAS AGE.

PARIS. — IMPRIMERIE DE L. MARTINET, RUE MIGNON, 2.

DES ACCIDENTS

DE DENTITION

CHEZ LES ENFANTS EN BAS AGE

ET

DES MOYENS DE LES COMBATTRE,

PAR

M. A. DELABARRE fils,

Docteur en médecine,
Médecin-dentiste de l'hospice des Enfants-Trouvés et Orphelins de Paris,
des crèches et des écoles communales du 1er arrondissement,
du premier dispensaire, etc., etc.

AVEC PLANCHES SUR BOIS

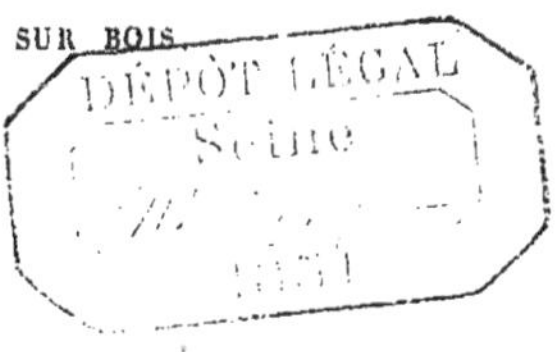

PARIS,

VICTOR MASSON, LIBRAIRE-ÉDITEUR,

PLACE DE L'ÉCOLE-DE-MÉDECINE, 17.

1851

Messieurs,

C'est à votre bienveillant patronage, c'est aux fonctions dont vous avez bien voulu me charger à l'hospice des Enfants-Trouvés et Orphelins de Paris, que je dois d'avoir pu étudier et résoudre les questions toutes nouvelles qui font l'objet de ce volume. J'accomplis à la fois un acte de justice et de reconnaissance en vous priant, ainsi que le fit mon père et prédécesseur, lorsqu'il publia sa Méthode naturelle pour diriger la SECONDE DENTITION, *de vouloir bien agréer la dédicace d'un travail entrepris et achevé à l'ombre de votre humanité.*

Daignez agréer, Messieurs, l'hommage de mon profond respect.

A. DELABARRE FILS.

INTRODUCTION.

CONSIDÉRATIONS GÉNÉRALES.

Ce livre, abrégé d'un ouvrage plus étendu auquel je travaille depuis plusieurs années, a pour but de dissiper l'obscurité qui enveloppe encore la connaissance du travail de la dentition chez les enfants en bas âge.

La spécialité que j'exerce et la position que j'occupe à l'hospice des Enfants-Trouvés et Orphelins de Paris, m'ont permis d'étudier de plus près et plus particulièrement cette branche de la science médicale qui traite de la première dentition, et d'y faire des découvertes utiles, à un point de vue encore inconnu des praticiens et du public. J'ai donc pensé que les gens de l'art et les gens du monde liraient avec intérêt cet écrit, fruit laborieux de patientes recherches et de consciencieuses observations.

Les opinions qu'on y trouvera émises ne sont qu'une déduction logique de faits constatés par une expérience journalière qui anéantissent les erreurs et les préjugés universellement répandus sur les maladies de la dentition des enfants. Je n'ai d'ailleurs été dirigé dans mes études ni par un système préconçu ni par une idée fixe de contradiction: je me suis attaché à pénétrer les lois de la nature et à en étudier les mystères, voilà tout. Ai-je réussi? Qu'on en juge.

Quoi qu'il en soit, c'est avec la conviction de l'utilité d'un pareil travail que j'ai cru devoir l'entreprendre; c'est dans les mêmes sentiments que je viens en soumettre les principales parties à l'appréciation des hommes éclairés, ainsi qu'à l'attention de tous ceux qui s'intéressent de près ou de loin à la santé et au bien-être des enfants en bas âge.

On entend généralement appliquer le mot *dentition* uniquement à la sortie des dents. Cet abus de langage est gros d'une très grave erreur: la dentition n'est point une opération simple, c'est une fonction complexe qui comprend deux phases parfaitement distinctes :

1º La formation des dents à l'intérieur des mâchoires.

2º Leur marche vers l'extérieur.

J'insiste sur ce point essentiel, et pour cause ;

car si dans l'état normal le travail des premières
dents doit s'effectuer sans troubler la santé des
enfants, mille exemples attestent chaque jour que
cette fonction peut, dans des conditions défavorables, compromettre leur existence même. Il est
donc de la plus haute importance, si l'on veut
adopter un mode de traitement rationnel et efficace, de porter son attention sur la cause véritable
des accidents qui se produisent. Que servirait
de seconder la sortie des dents, si c'est leur formation qui souffre, et réciproquement de donner
à leur formation des soins que réclamerait leur
sortie?

Les tables de mortalité constatent qu'il périt au
delà d'un *sixième* des enfants âgés d'un mois à
deux ans et demi, période du travail de la première dentition. Or, si l'on observe attentivement
la marche et les progrès des maladies qui se déclarent à cette époque, on ne tarde pas à se convaincre qu'elles se développent plus particulièrement sous l'influence du travail des dents et
qu'elles disparaissent dès qu'il est accompli ; d'où
l'on est très logiquement conduit à attribuer à la
dentition la plupart des accidents presque toujours
graves, et souvent mortels, qui affectent les frêles
créatures dont nous nous occupons.

En 1781, la Société royale de médecine, vivement préoccupée de cette cause de dépopulation, proposait un prix pour le meilleur mémoire écrit sur la question suivante :

« Quels sont les moyens les plus sûrs de préser-
» ver les enfants en nourrice des accidents aux-
» quels la dentition les expose, et d'y remédier
» lorsqu'ils en sont atteints ? »

Un certain nombre de médecins répondit à l'appel de ce corps savant. Le premier prix fut décerné à Beaumes, de Montpellier, le second à Marigues ; divers obtinrent des accessit.

Peut-on dire que les intentions de la Société royale de médecine aient été remplies ? Non, sans doute ; car malgré l'adoption presque générale des préceptes exposés par les auteurs couronnés, le chiffre de la mortalité est demeuré le même. Que conclure de ce fait, si ce n'est que la question est aujourd'hui dans le même état qu'avant 1781, c'est-à-dire qu'elle continue à tenir la médecine en échec, et qu'elle est encore à résoudre ?

A quoi tient l'impuissance de l'art en présence d'une affection qui semble se rire de ses efforts ? Suivant moi, c'est à l'habitude qu'ont prise les savants de raisonner par hypothèse au lieu de s'arrêter tout simplement aux faits qui s'accomplissent sous leurs yeux. Pourquoi chercher, par exemple, dans les profondeurs de la science la source des convulsions, quand des phénomènes naturels nous apprennent tous les jours que les effets les plus funestes peuvent découler des causes les plus légères en apparence?

Ne voit-on pas l'inspiration accidentelle des émanations d'un marais déterminer des fièvres susceptibles de devenir mortelles?

Un courant d'air froid ne peut-il pas, dans certaines conditions, provoquer un engorgement des poumons, des bronches et par suite une pneumonie, une pleurésie, etc.?

La moindre épine cachée sous la peau n'occasionne-t-elle pas de la cuisson, des accidents fébriles, un abcès et un ébranlement général?

Ainsi, mon jeune enfant, naturellement doué d'une santé parfaite, jouant un jour aux Tuileries, s'enfonça sous un ongle une parcelle de la paille d'une chaise. Le lendemain il était triste, abattu, criard; il avait perdu tout appétit, et le soir il fut pris d'une fièvre intense suivie d'un violent dévoiement.

Soupçonnant à certains indices la cause primitive de ces désordres, et imbu de ce précepte : *sublata causa, tollitur effectus*, je ne balançai pas à fendre dans toute sa longueur l'ongle affecté, afin de découvrir l'écharde, que j'enlevai. De ce moment, ainsi que je m'y attendais, le calme succéda à l'agitation, la nuit fut tranquille, et le lendemain tous les accidents avaient radicalement disparu sans aucune autre espèce de traitement.

Ce sont donc les causes premières des affections morbides qu'il importe de reconnaître et de combattre, sans quoi la médecine n'est plus qu'une science vaine et un jeu du hasard.

D'où vient qu'on a traité jusqu'ici avec aussi peu de succès les maux occasionnés par la dentition ? C'est précisément parce que l'on ignore leur origine. Il fallait, pour s'en rendre compte, posséder à fond la physiologie de la formation et de la sortie des dents ; c'est une étude à laquelle les médecins ne se livrent guère, car elle nécessite de longues et minutieuses recherches qui absorberaient tout leur temps ; de leur côté, les dentistes, presque exclusivement voués à la partie mécanique de leur art, manquent, il faut bien le dire, d'une instruction première suffisante.

Qu'en est-il résulté ? C'est que les ouvrages du petit nombre de stomatonomistes qui ont écrit *ex professo* sur ces matières sont ignorés ou négligés par les praticiens, ce qui est d'autant plus fâcheux que les livres de nosologie générale offrent sur ce sujet des lacunes déplorables ou des théories sans valeur. Pour n'en citer qu'un exemple, il est admis généralement que les enfants sont malades parce qu'ils *percent* leurs dents (l'expression est consacrée) : c'est une opinion partagée par un grand nombre d'hommes éclairés, que la dent sort des gencives en perforant ces organes à la manière d'une aiguille qui traverserait une étoffe. Rien de plus faux que ce préjugé : il suffit de comprimer pendant quelques instants ses propres gencives avec le tranchant de l'ongle, pour se convaincre, à la douleur causée par cette pression, que la nature, toujours soigneuse d'accomplir ses fonctions normales sans souffrance pour l'homme, a dû s'abstenir d'employer un procédé analogue.

Il est incontestable que la source des désordres qui surviennent dans la santé des nouveaux-nés réside presque toujours dans les mâchoires en travail ; mais le tort des praticiens a été jusqu'ici de se borner à combattre des accidents consécutifs, au lieu de s'attacher à en rechercher la cause première et à la détruire.

En effet, la fièvre se déclare-t-elle, on s'arme aussitôt contre la fièvre. Est-ce de la toux, de la diarrhée, des vomissements, des convulsions, aussitôt on s'efforce d'agir directement sur les organes respiratoires, sur les intestins, sur l'estomac, sur le cerveau ; mais c'est en vain, car ou la maladie suit son cours, ou bien elle semble ne s'amender un moment que pour se reproduire bientôt sous une nouvelle forme ou avec une nouvelle intensité. Comment en serait-il autrement, lorsque le foyer du mal n'est point éteint ?

Si l'affection est sans gravité, elle disparaît d'elle-même après une légère atteinte, alors on ne manque pas de faire honneur de la cure au traitement dirigé contre les symptômes ; mais c'est à tort, car si la maladie est plus sérieuse, les symptômes ne tardent pas à s'aggraver, et l'enfant périt en dépit d'une médication aussi peu éclairée.

Hunter, et après lui beaucoup d'autres praticiens, ont cru trouver un remède contre la dentition difficile en incisant ou en excisant les gencives. Ceux-là, du moins, en essayant de détruire un obstacle dont ils imaginaient l'existence, agissaient rationnellement, bien qu'ils fussent à côté de la vérité. En effet, cette opération ne soulage certains enfants qu'en raison de la petite quantité de sang qui s'écoule des gencives irritées, enflammées ou congestionnées ; mais le plus souvent on marty-

rise à coups de lancette cês pauvres petites créatures, sans aucun résultat avantageux pour leur
santé : car, la plupart du temps, les désordres se
manifestent avant qu'aucune dent soit prête à
sortir, et sans qu'il y ait aucune trace d'inflammation dans les gencives.

Pour adopter un mode de traitement profitable
aux nouveaux-nés dont la dentition s'opère avec
difficulté, il faut le baser sur autre chose que sur
des hypothèses plus ou moins ingénieuses; c'est
dans l'anatomie qu'il faut chercher la vérité.

Je me suis donc efforcé d'établir dans le cours
de cet ouvrage, que les maux de la dentition prennent leur source ailleurs que dans des douleurs
provoquées par la sortie des dents, ainsi qu'on
l'a gratuitement et faussement supposé jusqu'ici.
On reconnaîtra qu'ils sont évidemment la conséquence d'une excitation nerveuse produite par
une sorte de chatouillement particulier ou de
démangeaison qui se développe dans les gencives
de certains enfants pendant la période de la première dentition, démangeaison que j'ai désignée
sous le nom de *prurit de dentition*.

On verra que la dentition, dans l'état normal,
doit s'effectuer sans causer de douleurs à l'enfant,
ou que, si elle devient laborieuse, ce n'est que

par suite d'écarts de régime ou d'une alimentation mal réglée.

Je démontrerai que la nature elle-même a pris soin de nous indiquer quelle doit être l'alimentation du nourrisson à mesure qu'il avance en âge, et le désaccord qui règne sur cette question vitale cessera du jour où l'on aura bien compris la loi claire, évidente, palpable, qui résulte de la marche des dents.

Je démontrerai, en outre, combien il est essentiel d'adopter, pour l'éducation corporelle des enfants en bas âge, une méthode convenable.

Enfin, après avoir indiqué les moyens les plus propres à prévenir une dentition difficile, je m'attacherai à en définir les causes, et à exposer le mode de traitement le plus efficace contre ce fléau.

DES ACCIDENTS DE DENTITION

CHEZ LES ENFANTS EN BAS AGE.

CHAPITRE PREMIER.

L'ALIMENTATION DES ENFANTS EN BAS AGE EST DÉTERMINÉE PAR LE NOMBRE ET LA FORME DES DENTS.

Parmi les conditions sur lesquelles se fondent l'existence et la santé de l'homme, l'alimentation est assurément une de celles qui occupent le premier rang ; mais loin que ses effets répondent au vœu de la nature, ils le contrarient, ou produisent dans l'économie les désordres les plus funestes , lorsque la quantité et la qualité des aliments ne sont point en équilibre parfait avec les besoins et les forces de l'individu. Si l'homme le plus robuste et le mieux constitué succombe tôt ou tard à des actes d'intempérance fréquemment répétés, comment une frêle créature, à peine sortie du sein de sa mère, et dont l'organisme n'est encore qu'à l'état d'ébauche, résisterait-elle à un régime

1

alimentaire hors de proportion avec la puissance de ses organes digestifs?

Le premier principe dont une mère doit bien se pénétrer, c'est que la condition du nouveau-né est identiquement celle d'un convalescent épuisé par une longue maladie, et auquel il s'agit de rendre par degrés la vigueur et l'activité.

Comment y parvenir, si ce n'est par des ménagements infinis et à l'aide d'une nourriture proportionnée aux progrès de ses facultés? La nature, le plus sage et le meilleur des maîtres, ne procède pas différemment dans le cours de la période où elle préside sans partage à l'alimentation de l'enfant. En effet, si l'on étudie les caractères spécifiques de la composition du lait, qui pourvoit seul à la subsistance du nourrisson pendant les mois les plus rapprochés de sa naissance, on acquiert la preuve qu'il subit, à plusieurs reprises, des modifications réglées sur les exigences du tempérament du nouveau-né. Que s'est-il passé durant le séjour de celui-ci dans le sein maternel? Ses intestins se sont obstrués par une quantité de *méconium* dont ils demandent à se dégorger. Aussi le premier lait, doué d'une vertu éminemment laxative, agit-il à la manière d'un purgatif.

Cette évacuation accomplie, le lait change progressivement de nature et se transforme en un liquide séreux, médiocrement substantiel dans le principe, mais qui s'enrichit de plus en plus d'éléments nutritifs, à mesure que la puissance d'assimilation se développe et se fortifie.

Au moment où les premières dents apparaissent, le lait vient d'atteindre son point de perfection. C'est alors, mais alors seulement, qu'il faut associer au breuvage lacté des aliments légèrement féculents. Malheur aux parents dont l'imprudence, au mépris de la prévoyance maternelle de la nature, dérobe prématurément l'enfant à sa sollicitude et substitue à une préparation admirablement élaborée dans le sein de la mère un mode arbitraire de nourriture sans rapport avec l'état actuel d'une organisation si délicate! C'est cependant la faute qu'on commet trop souvent, soit dans la crainte chimérique de voir dépérir l'enfant, soit par ce préjugé vulgaire qui consiste à croire que ce procédé contribue à faire de *beaux nourrissons*. Charger l'estomac de ces pauvres petits êtres de substances dont la digestion exige de sa part de longs et de pénibles efforts, ce n'est pas fortifier leur santé, c'est, au contraire, troubler leurs fonctions vitales, appauvrir et finalement ruiner leur constitution naissante par un travail supérieur aux forces et à l'activité de leurs organes.

Le savant docteur Gilibert assure qu'après avoir suivi, avec un soin particulier, plusieurs jeunes sujets élevés d'après cette méthode d'intempérance relative, il les a toujours vus périr avant la fin du neuvième mois de leur existence.

Rosen, Ludwig et le docteur Moser ont observé que les enfants nés de familles riches échappent plus difficilement à la crise de la dentition que ceux d'extraction modeste, ce qui s'explique par la profusion de friandises dont les premiers sont comblés dès leur bas âge ; car l'effet des aliments surabondants est de surcharger les entrailles d'un excès de matières fécales qui encombrent les canaux digestifs, irritent les intestins, gênent la circulation du sang, altèrent son essence et réagissent puissamment sur le système nerveux. Or, dès que ce système est mis en jeu à l'époque climatérique de l'éruption des dents, le prurit de dentition, dont j'indiquerai plus tard les causes, les effets et le remède, se développe et s'accroît rapidement ; les digestions se troublent, la diarrhée se déclare, les vomissements paraissent, les convulsions éclatent, et l'on voit fréquemment l'enfant le plus fort et le mieux portant jusque-là succomber aux atteintes d'un mal devant lequel l'art se reconnaît presque impuissant.

Désireux de me rendre compte expérimentalement de l'influence d'une alimentation vicieuse sur l'organisme, au moment de l'éruption des premières dents, j'ai tenté, à plusieurs reprises, divers essais, qui n'ont jamais manqué de me conduire aux mêmes conclusions. Voici une de ces expériences dont le résultat ne permet pas de conserver l'ombre d'un doute.

J'ai élevé quatre jeunes chiens de la même portée, mais en les soumettant à des régimes différents. J'ai laissé deux de ces animaux à la mamelle jusqu'à ce que leur dentition fût complète, sans leur permettre aucune nourriture autre que le lait de leur mère. J'ai sevré le troisième de bonne heure, avec la précaution de ne le sustenter d'abord qu'à l'aide de pain trempé dans du lait de vache, et, plus tard, de liquides chargés de résidus adipeux. Le dernier, séparé de sa mère en même temps que le précédent, a été livré, au contraire, à toutes les fantaisies de son appétit. Sa principale pâture se composait d'un mélange de viande et de pain, dont il se montrait fort glouton.

Quelles ont été les conséquences de ces modes variés d'éducation? Les voici.

Mes deux premiers élèves n'ont jamais eu à subir la plus légère altération dans leur santé. Leur dentition s'est effectuée sans secousse et sans la moindre marque de souffrance. Enfin, ils ont acquis leur complet développement, en présentant tous les signes extérieurs de la plus robuste complexion.

Le troisième, après les premiers jours de sevrage, commença à *mâchonner* les corps durs qu'il rencontrait sur son passage, symptôme indubitable d'une démangeaison des gencives, contre laquelle il cherchait un soulagement. Vers l'âge de cinq mois, il fut pris d'une diarrhée séreuse et de vomissements d'une couleur jaune verdâtre, qui ne tardèrent pas à déterminer un amaigrissement extrême. Le mal céda aux vomitifs, à l'application d'un séton dans la région de la nuque et au régime du lait coupé et de fleur de soufre; mais cette rude épreuve n'a pas laissé que d'altérer profondément et d'affaiblir sa constitution.

Pour ce qui concerne le quatrième, il atteignit d'abord, beaucoup plus promptement que ses frères, une taille et un embonpoint florissants; mais, à la suite d'une dentition difficile, apparut chez lui, vers le même âge que chez le précédent, une affection de nature identique, mais tellement intense, qu'elle défia tous les soins, toutes les médications, et emporta l'animal en peu de jours.

Ce mal particulier à la race canine, et qu'on nomme vulgairement *la maladie*, a, j'en ai la preuve non seulement par mes observations, mais par celles du professeur Guersant, l'analogie la plus intime avec les désordres intestinaux si communs chez les très jeunes enfants nourris, contre toute raison, d'aliments solides (voyez au chapitre VI : *Affections sympathiques de l'estomac et des intestins*).

Il résulte donc, à n'en pouvoir douter, de ces diverses méthodes d'alimentation comparée, que la vigueur et la santé de l'animal se développent en raison directe de la durée de la lactation maternelle. La raison? C'est que ce mode de nourriture, en harmonie complète avec ses forces et ses besoins, permet à la sortie des dents de s'effectuer sans irritation, sans crise, et par conséquent sans danger. Il en est exactement de même en ce qui concerne l'enfant. Observons toutefois que le régime lacté trouvera un puissant auxiliaire dans certains aliments choisis et gradués, à condition qu'ils soient administrés par une main intelligente, et conformément aux prescriptions de la nature. Où ces prescriptions sont-elles écrites?... Elles le

sont dans la dentition! C'est ici le point essentiel,
fondamental de mon système, système basé sur l'observation constante, sur l'étude raisonnée des faits,
et non sur des présomptions et sur des conjectures;
car sa simplicité même en démontre péremptoire-
ment l'exactitude. Mais avant de passer à son application, et afin de prouver qu'il n'est, en résultat,
que la conséquence naturelle, la déduction logique des lois premières qui régissent le développement de l'enfant, je demande la permission de
prendre le nouveau-né au moment où commence
pour lui la vie proprement dite, c'est-à-dire la
respiration.

**Régime à suivre pour les enfants antérieurement à l'apparition
des dents.**

L'enfant vient au monde. Aussitôt, sans autre
maître que l'instinct, son premier acte est de se
cramponner au sein de sa mère et d'y sucer à longs
traits la liqueur bienfaisante que la nature distille
à son intention. Quand ce mouvement tout spon-
tané ne nous en donnerait pas la preuve, l'absence
des organes de la mastication ne suffirait-elle pas
pour nous convaincre que le lait maternel doit seul
pourvoir aux besoins de la première enfance?

En effet, si l'on sépare chimiquement les matériaux qui concourent à sa formation, on trouve qu'il contient, combinés dans une proportion admirable, tous les principes nécessaires au prompt développement de l'ensemble du corps humain : Le phosphate de chaux, base terreuse et solide des os; le phosphate de fer, qui tient sa place dans la composition du sang; la matière caséeuse (*vulgo*, fromage), presque identique avec la fibrine ou chair musculaire; la matière butyreuse (le beurre); la matière extractive (ou végétale); le muriate de soude et de potasse; le sulfate de potasse; le phosphate de magnésie; l'acide acéteux; l'eau, et le sucre de lait, substances qui jouent toutes un grand rôle dans le phénomène de la vie.

On comprend aisément qu'un breuvage, chargé de tant d'éléments vitaux, suffise à l'alimentation d'un être à peine ébauché, quand, dans les montagnes de la Suisse et dans beaucoup d'autres contrées, il constitue la nourriture presque exclusive d'hommes actifs et vigoureux.

Il est bon d'observer que le lait maternel étant, par la consanguinité même, le mieux approprié à la constitution du nouveau-né, c'est toujours à lui qu'il faut donner la préférence.

Allaiter elle-même son enfant est, à mes yeux, pour une mère, un devoir sacré que d'impérieuses circonstances doivent seules l'empêcher de remplir. Mais si ces circonstances se présentent, ou si, cédant à un usage trop légèrement accrédité, elle se débarrasse sur une étrangère d'un fardeau qui n'eût pas tardé à devenir pour elle un plaisir, c'est un devoir non moins sacré de ne point s'en remettre au hasard du choix d'une nourrice. Je voudrais qu'on se préoccupât davantage des suites funestes que peut avoir, en pareille matière, une imprudente, ou plutôt, ne craignons pas de le dire, une criminelle incurie. On a vu des enfants, nés sains et robustes, s'étioler et périr en suçant le poison d'un lait vicié ; on en voit d'autres qui grandissent chargés d'infirmités précoces, affligés de maux incurables, dont ils ont puisé le germe dans le sein d'une femme malsaine. Une bonne nourrice est un trésor beaucoup moins commun qu'on ne pense, et je suis sûr d'être agréable à toutes les mères, en leur indiquant à quels signes on peut la reconnaître.

De la nourrice et de son lait.

Règle générale, le meilleur âge d'une nourrice est entre vingt-cinq et trente ans. Des cheveux bruns ou blond cendré, une carnation ferme et colorée, des yeux vifs, des lèvres vermeilles, une haleine douce et pure, de bonnes dents, dés gencives dures et roses, un nez libre et exempt d'odeur, un cou dégagé, une poitrine large et bien arquée, tels sont les signes extérieurs qui doivent de prime abord fixer l'attention et provoquer un examen plus sérieux. Si les mamelles se présentent sous la forme d'un double hémisphère, si le sein est bien détaché, tendu, consistant, élastique, de moyenne grosseur, et pourvu de tetins assez irritables pour durcir et se dilater sous le doigt ; si ces tetins sont bruns, longs, charnus, placés sur la partie déclive du mamelon, et dans le centre d'une aréole de granulations d'un rouge sombre, c'est une présomption de plus en faveur de la nourrice, et il ne reste plus qu'à s'assurer des qualités de son lait.

Pour procéder à cette opération, on commence par tirer de la mamelle une petite quantité de lait, qu'on reçoit dans une cuiller d'argent. Le bon lait affecte une teinte d'un blanc légèrement bleuâtre. Trop bleu, il manque de qualités nutritives ; trop blanc, il est lourd et indigeste. Une odeur suave est le premier indice d'un bon lait. Que sa densité soit telle, que, versé à la surface interne d'une assiette légèrement inclinée, il ne coule pas trop facilement ; que sa saveur ne soit ni saline, ni amère, ni fade, et il présentera tous les caractères désirables d'un lait salubre et bienfaisant.

Les mauvaises qualités du lait se reconnaissent à plusieurs signes : par exemple, s'il tourne sur le feu ; si, mis en contact avec un morceau de toile fine à demi usée, il y laisse, après avoir séché librement, une tache à bords jaunes, ou, ce qui est pire, noirâtres : ce sont là deux pronostics des plus suspects. Une goutte, injectée dans l'œil, y occasionne-t-elle un sentiment de cuisson, c'est l'indication d'une surabondance de parties grasses : dans ce cas, le lait a pour effet de relâcher l'enfant et de débiliter ses organes.

De l'allaitement artificiel.

Si un lait étranger ne saurait jamais, ainsi que je l'ai dit plus haut, être substitué sans désavantage au lait maternel, qu'on juge *à fortiori* des inconvénients à redouter de la part de l'allaitement artificiel. Cependant, comme on peut se trouver dans la nécessité d'y recourir, et que l'expérience apprend qu'il n'est pas impossible d'élever un enfant par la méthode dite *du biberon*, ne négligeons pas d'éclairer les mères sur les préférences conseillées par l'hygiène, dans le choix de la lactation empruntée aux animaux domestiques.

- Le lait le plus rapproché de celui de la femme par sa composition chimique est celui de l'ânesse ou de la jument. Le lait de chèvre vient en seconde ligne. Le lait de vache, bien qu'il soit le plus généralement en usage, par suite de son abondance et de la modicité de son prix, ne tient que le troisième rang. Le dernier appartient au lait de brebis, que l'excès de matière caséeuse rend lourd et difficile à digérer.

Le lait d'ânesse devra donc être préféré à tout autre. En son absence, on emploiera le lait de chèvre d'abord coupé par un tiers d'eau, puis pur, quand l'estomac de l'enfant sera capable de le supporter. A leur défaut, le lait de vache, mélangé par parties égales avec une décoction d'orge ou de gruau, et mieux encore avec du lait d'amandes, est une ressource précieuse.

J'ai peu de confiance dans le lait de louve, non-obstant l'imposant exemple de Romulus et de Rémus ; mais je le croirais encore bien préférable aux expédients préconisés par l'empirisme et l'ignorance, car leur déplorable effet est de compromettre gravement les jours de l'enfant, en entourant l'éruption dentaire des plus sérieux dangers.

Époque du sevrage.

Cependant le nourrisson grandit, se développe, s'anime, prend des forces. Quel moment faudra-t-il choisir pour commencer à le sevrer ? C'est là une question qui préoccupe à bon droit les mères, et à laquelle la médecine, pas plus que l'usage, n'a rien de rationnel ni de satisfaisant à répondre. Consultez dix praticiens, autant de réponses différentes.

L'un veut que le lait soit une nourriture sans vertu, qui débilite les organes et prédispose au lymphatisme. Son avis est qu'on ne saurait jamais le supprimer trop tôt.

L'autre soutient le contraire par des motifs diamétralement opposés.

Celui-ci pense qu'il est bon d'administrer au nourrisson quelques aliments solides vers l'âge de cinq à six mois, afin de suppléer à l'insuffisance du laitage.

Celui-là déclare que le régime lacté répond à tous les besoins de l'enfant durant dix, quinze, vingt et même trente mois.

On en voit qui approuvent l'usage de la viande; on en trouve qui la condamnent et se prononcent pour les végétaux. A qui s'en rapporter dans ce conflit d'opinions personnelles, si multiples et si contraires ? Mais à la nature ! Il ne s'agit que de l'écouter et de lui obéir. Ses commandements se manifestent par des signes tellement palpables, son langage est si clair, si simple, si intelligible, que je m'étonne, je l'avoue, d'avoir été le premier à en saisir le sens.

L'ordre et la gradation à observer par rapport au régime de la première enfance résultent de l'apparition graduelle des dents.

Quel est, dans l'économie animale, le rôle réservé aux dents ? Celui d'organes de la mastication. Les dents sont les auxiliaires obligés, on peut même dire les instruments des organes de la digestion. Si l'estomac eût été conformé de manière à se passer de leur coopération, la nature, qui ne crée rien sans motif et sans but, eût laissé les mâchoires de l'homme dégarnies pendant toute la durée de son existence, ainsi qu'elle l'a fait, d'ailleurs, à l'égard de certaines classes d'animaux. La précaution même qu'elle a prise de les tenir désarmées dans la première période de la vie implique, sans l'ombre d'un doute, prohibition de tout aliment dont la digestion exige une trituration préalable. Ne suis-je pas en droit de conclure de ce premier fait, que si la nature ne pourvoit pas simultanément les mâchoires de toutes les dents ; si, au contraire, elle ne procède que lentement et par degrés à l'œuvre de la première dentition, c'est dans l'intention formelle d'apprivoiser progressivement l'estomac avec les substances dont l'ensemble constitue l'alimentation de l'homme ?

Une preuve de plus de l'évidence de ma proposition, c'est la différence caractéristique qu'on observe entre les diverses catégories de dents, dont la structure spéciale, indique et précise la destination. Ainsi, les premières qui apparaissent, et qui sont au nombre de huit, accouplées quatre par quatre à la partie antérieure des deux os maxillaires, sont délicates, fragiles, taillées en biseau, conséquemment coupantes, et fonctionnant, lorsqu'elles se rapprochent et se croisent, à la manière d'une paire de ciseaux. Elles ne sont bonnes qu'à entamer ou à diviser les corps, mais ne présentent aucune disposition qui les rende propres à la mastication. Elles se nomment *incisives*.

Les *canines*, qui se montrent plus tard, sont longues, coniques, acérées, et visiblement destinées à pénétrer profondément dans les chairs pour ouvrir un passage aux sucs que les gencives sont chargées de pressurer et d'exprimer.

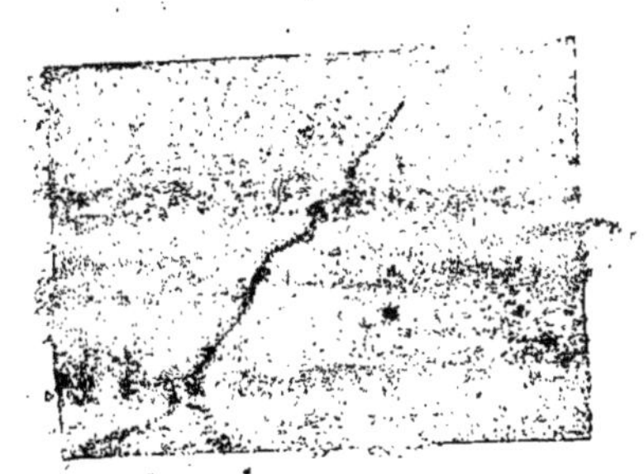

Figure 1 et Figure 2.

CHAQUE CÔTÉ DES MACHOIRES D'UN ENFANT DE TRENTE MOIS AYANT SES VINGT DENTS TEMPORAIRES DITES DENTS DE LAIT : DIX A DROITE, DIX A GAUCHE.

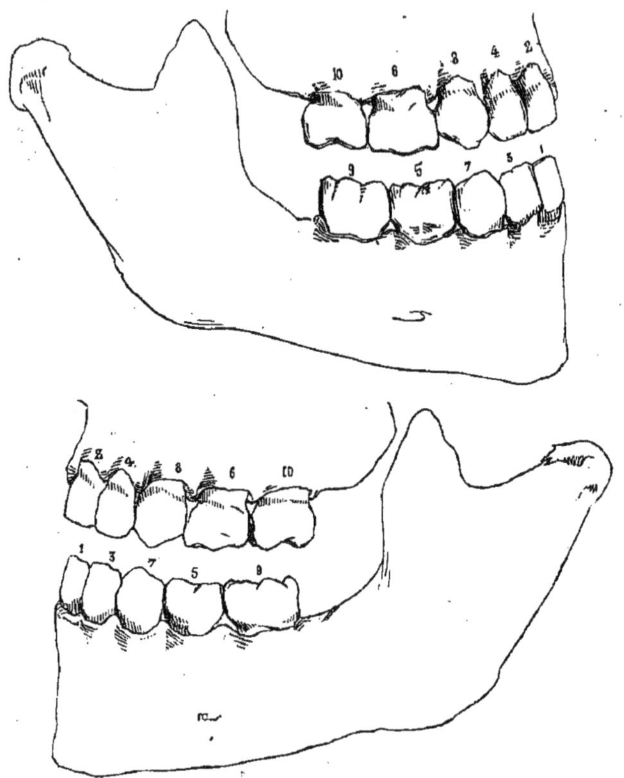

1. Incisives médianes de la mâchoire inférieure.
2. Incisives médianes de la mâchoire supérieure.
3. Incisives latérales de la mâchoire inférieure.
4. Incisives latérales de la mâchoire supérieure.
5. Premières molaires de la mâchoire inférieure.
6. Premières molaires de la mâchoire supérieure.
7. Canines de la mâchoire inférieure.
8. Canines de la mâchoire supérieure.
9. Secondes molaires de la mâchoire inférieure.
10. Secondes molaires de la mâchoire supérieure.

Les *molaires* surgissent les dernières ; leur forme carrée, leur épaisseur, leur puissance, leurs larges surfaces munies de lobes et d'engrenages qui s'ajustent parfaitement les uns dans les autres quand elles se trouvent en contact, leur assignent impérieusement leurs fonctions : elles sont appelées à broyer et à triturer tous les comestibles, quelle qu'en puisse être la nature.

Le tableau suivant indique d'une manière précise l'ordre d'émission des vingt dents temporaires dites *dents de lait*, et l'époque approximative de leur sortie :

Du 1er au 4e mois.. Point de dents.
Du 4e au 6e........ 2 incisives médianes à la mâchoire inférieure.
Du 6e au 8e........ 2 incisives médianes à la mâchoire supér.
Du 8e au 10e....... 2 incisives latérales à la mâchoire infér.
Du 10e au 11e..... 2 incisives latérales à la mâchoire supér.
Du 11e au 14e..... 2 premières molaires à la mâchoire infér.
Du 15e au 17e..... 2 premières molaires à la mâchoire supér.
Du 17e au 18e..... 2 canines à la mâchoire infér.
Du 18e au 20e..... 2 canines à la mâchoire supér.
Du 20e au 24e..... 2 deuxièmes molaires à la mâchoire infér.
Du 24e au 30e..... 2 deuxièmes molaires à la mâchoire supér.

Il ne me reste qu'à suivre, d'après ce tableau, la marche adoptée par la nature, et à fortifier peu à peu le régime de l'enfant parallèlement aux phases successives de l'éruption dentaire. Je considère comme impossible que la conviction du lecteur résiste à l'évidente logique de ma méthode.

Le nourrisson vient d'accomplir son quatrième mois. Deux petites dents, dites *incisives médianes*, percent la gencive inférieure. C'est la marque indubitable que le lait de la nourrice ne suffit plus à ses besoins, et que ses organes réclament quelque chose de plus nutritif. Un peu de tapioka, d'arrow-root, de semoule, de vermicelle, ou bien encore de la biscotte et même une poignée de mie de pain bien séchée, qu'on fait bouillir, une demi-heure durant, dans une notable quantité d'eau, avec addition d'une pincée de sucre ou de sel, constitue un léger potage très convenable pour la circonstance. On en offre à l'enfant quelques cuillerées, mais d'abord une fois par jour seulement, afin de familiariser l'estomac tout doucement et sans surprise avec un régime plus nourricier que le lait.

Il est à remarquer que la soif est un besoin fréquent chez l'enfant qui commence à manger ; l'eau sucrée constitue, pour lui, le breuvage par excellence. Le vin, même largement étendu d'eau, possède une vertu trop excitante. D'ailleurs le régime lacté s'accommode mal de sa présence.

A l'apparition des dents incisives supérieures, il est à propos de doubler la ration de potage, c'est-à-dire de la donner deux fois par jour. On se réglera sur la sortie des quatre autres dents de la même série pour épaissir petit à petit les soupes jusqu'à ce qu'elles présentent la consistance de la bouillie, mais on se gardera de rien précipiter, et de leur faire atteindre leur *maximum* de densité avant que les huit incisives aient effectué leur évolution complète.

Les quatre dents qui leur succèdent immédiatement ont reçu le nom de *molaires*. Leur conformation permettant à l'enfant un commencement de trituration, il n'y a nul inconvénient à lui donner d'abord du riz bien cuit, des panades; plus tard des échaudés, du pain trempé dans du lait coupé ou dans du jaune d'œuf, des pommes de terre en purée, des asperges, enfin une petite quantité de poisson léger, tel que sole frite, limande, carrelet, merlan, etc.

Aussitôt que les dents suivantes, dites *canines* ou *œillères*, pareillement au nombre de quatre, commenceront à se laisser entrevoir, on essaiera timidement de quelques potages au pain et au bouillon de poulet ou de veau, puis on arrivera par une transition presque insensible au bouillon gras bien dégraissé et fortement coupé. Si la digestion s'en opère facilement et sans accident, c'est une preuve qu'on peut diminuer graduellement la proportion d'eau jusqu'à suppression absolue. Une fois façonné à l'usage du bouillon gras, l'estomac est en état de supporter les jus de volaille et de viandes rôties. Il est temps de donner aux aliments substantiels l'avantage sur l'alimentation lactée. Dès lors, l'allaitement ne sera plus en quelque sorte qu'une concession faite à l'habitude; il serait dangereux de le suspendre brusquement, mais on y procédera par une gradation assez rapide pour qu'il disparaisse à l'époque où la dernière des canines atteindra le terme de sa croissance.

Ce procédé sage et prudent présente une double garantie de sécurité : il sauvegarde la santé de la mère aussi bien que celle de l'enfant; car si l'un est mis, par ses bienfaits, à l'abri des dangers qui peuvent naître d'un changement subit dans le mode d'alimentation, l'autre y trouve l'avantage de perdre insensiblement son lait, dont les derniers vestiges cèdent sans peine à un léger traitement.

La présence des quatre dernières molaires complète la première dentition. Leur apparition est le signal de nouveaux besoins, auxquels les sucs isolés de la viande ne donnent qu'une satisfaction imparfaite. Il faut donc renforcer encore le régime, et recourir en premier lieu à la volaille hachée, plus tard au bœuf bouilli, enfin aux viandes rô- ties de toutes sortes, lorsque la huitième mo- laire est en ligne. A partir de là, il suffit de régler avec prudence les repas de l'enfant et de contenir ses appétits dans les limites d'une hygiène bien ordonnée ; mais je ne saurais trop insister sur la suprême nécessité de conserver le sein au nouveau-né jusqu'à l'éruption complète des canines : si parfois cette période est, pour lui, féconde en accidents plus ou moins graves, cela tient précisément à ce qu'on l'a soumis à un sevrage prématuré, ainsi qu'à une nourriture trop sub- stantielle, partant excitante. Ce régime stimulant irrite la sensibilité nerveuse, très développée dans l'enfance ; la sortie des canines devient laborieuse ; les gencives sont en proie à ce que j'appelle le *prurit de dentition*, et la vie du jeune malade est mise, par les conséquences qui résultent de cette affection spéciale, dans un péril très sérieux. Le plus sûr moyen de la conjurer est de se conformer minutieusement aux précautions que je recom- mande et qui me sont dictées par l'observation de la nature et l'invariable expérience des faits (1).

A la suite de quelque écart de régime, ou par toute autre cause, il se produit souvent, dans le cours de la dentition, des accidents qui méritent attention. Ils se manifestent par l'affectation de l'enfant à porter ses doigts à sa bouche, par l'abondance de la salivation, par l'apparition de la diarrhée, des vomissements, des mouvements convulsifs, ou par un état permanent de constipation. Ces accidents tiennent fréquemment à la nourrice : en ce cas, cette dernière devra boire de l'eau d'orge ou de gruau, même dans le cours de ses repas. Cette médication, qui agira sur elle par voie directe, opérera par contre-coup chez le nourrisson, à la faveur de l'intermédiaire du lait. De plus, il est utile de faire prendre à celui-ci une cuillerée d'eau sucrée chaque fois qu'on vient de l'allaiter, surtout s'il vomit en quittant le sein. Si l'enfant est sevré, on réduira l'alimentation, ce

---

(1) J'ai remarqué, en outre, et ce détail est de la plus haute importance, que les individus qui ont été sevrés de bonne heure sont généralement affligés de mauvaises dents ; phénomène qu'on s'explique aisément quand on réfléchit que le lait contient au plus haut degré tous les éléments de l'ossification. Le retirer trop tôt à l'enfant, c'est donc enlever aux organes de la mastication un de leurs principes constitutifs.

qui offre d'ailleurs d'autant plus de facilité que l'état morbide entraîne toujours, chez ces organisations délicates, la privation d'appétit. Dans tous les cas il est urgent de recourir à l'usage du *sirop de dentition*, et de pratiquer de fréquentes et légères frictions à la surface des gencives. La propriété de ce dentifrice est de calmer promptement l'ardeur dont ces organes sont le siége, et de faire disparaître, avec le *prurit de dentition*, tous les accidents secondaires, et souvent mortels, qui en proviennent.

Du reste, pour régulariser convenablement l'alimentation du bas âge, je signale aux parents une double boussole qui ne trompe jamais, et qu'ils ne doivent pas négliger de consulter chaque jour : c'est, d'une part, l'état de la dentition, de l'autre la physionomie des excréments. En effet, tandis que le nombre et la conformation des dents déterminent la nature des aliments appropriés à la puissance des organes, les matières excrétées indiquent s'ils ont été bien digérés et choisis avec discernement.

S'il fallait un argument de plus à l'appui d'une méthode si manifestement rationnelle, je le trouverais dans la coïncidence parfaite établie entre le régime réglé sur la dentition de l'enfant et les besoins réglés sur la dépense de ses forces. En effet, considérez le nouveau-né antérieurement à l'apparition des dents. Il ne marche point, il n'agit point, il reste constamment couché sur son berceau ou sur les genoux de la nourrice, dans une situation voisine de la torpeur qui s'empare de certains animaux, tels que les tortues, les marmottes et autres, pendant la durée de l'hiver, et qui, en paralysant chez eux l'activité, suspend en même temps l'exercice des fonctions digestives, devenues superflues. De même chez l'enfant au maillot, dont la vie, pour ainsi dire végétative, s'écoule dans un état presque léthargique, l'inertie de l'estomac, coïncidant avec l'inaction du corps, se contente sans peine d'un breuvage tel que le lait. A l'époque où se montrent les premières dents, la mobilité s'étant déjà sensiblement développée, le surcroît d'aliments répond à l'accroissement et à la réparation des forces.

A mesure que la machine s'anime, que la liberté des mouvements s'établit, que les facultés agissantes se déploient, en un mot, que la vie active se met en jeu, le régime doit devenir de plus en plus succulent et réparateur. Quand la dernière dent est sortie, l'élève est entré en pleine possession de la vie; c'est alors que, pour en revenir à l'assimilation que j'ai faite au début du présent chapitre, la convalescence est terminée (1).

Je ne finirai pas sans réfuter d'avance une objection spécieuse dont mon système pourrait, à la rigueur, être l'objet.

Mais, dira-t-on, les règles que vous avez posées touchant la marche périodique de l'éruption dentaire sont contredites par de nombreuses exceptions. Tantôt la dentition est précoce, tantôt elle se fait attendre. Comment se comporter dans ces cas anormaux? Loin d'infirmer l'autorité de ma méthode, ces faits particuliers, et contradictoires en apparence, lui donnent pleinement raison. Il me suffit, pour le démontrer, d'établir que les dents ont avec les organes digestifs la corrélation la plus immédiate et la plus intime, ce qui est facile à prouver anatomiquement. En effet, si

(1) Je ferai remarquer, en passant, que la sollicitude de la nature se réveille à l'heure où la vieillesse ramène graduellement pour l'homme une période d'affaiblissement correspondante, en sens inverse, à celle de l'enfance. La chute successive des dents est le moyen providentiel qu'elle emploie pour interdire au vieillard l'usage des aliments incompatibles avec l'état de son estomac.

D'ailleurs le vieillard, incapable de multiplier ses jouissances, se tuerait par la table, s'il n'en était dégoûté par le mauvais état de sa denture.

l'on examine avec attention les membranes au sein desquelles s'opèrent la naissance et le travail des dents, on acquiert la certitude qu'elles ne sont autre chose que le prolongement des membranes de l'estomac; d'où l'on ne peut s'empêcher de conclure, ce me semble, que les dents procèdent directement de ce viscère. Partant de là, le mystère ne s'explique-t-il pas de lui-même? Comment ne pas reconnaître que l'estomac joue, en cette circonstance, le rôle de régulateur, et qu'il marque, par la précocité ou la tardiveté de la dentition, l'état précis de son développement et la nature exacte de ses besoins?

Rien de moins étonnant que la diversité qui se manifeste entre nourrissons du même âge. Pourquoi les différences qu'on observe dans les tempéraments formés ne se produiraient-elles pas dès l'enfance? Tel engloutit dans un seul repas plus de nourriture que tel autre n'en absorbe dans toute une semaine; et cependant chacun des deux se trouve bien de son régime, et se trouverait mal du régime opposé. C'est une question de complexion.

Je m'arrête : en faut-il davantage pour réduire à néant l'objection que je combats? J'engage les gens du monde et surtout les gens de l'art, j'engage

aussi les mères à relire et à méditer ces considérations que j'ai présentées sous la forme la plus claire
et la plus simple qu'il m'a été possible. Si nouveau que soit le principe sur lequel elles sont
fondées, qu'on soit bien convaincu que je ne
cherche point à être neuf, mais à être utile. Mon
système n'est point le fruit de l'empirisme, ni
d'une théorie conçue *à priori;* il est le résultat
de longues et sérieuses études basées sur l'examen
des faits et sur des expériences constantes. J'a-
joute, pour lever tous les doutes et pour dissiper
toutes les craintes, que, de tous les enfants élevés
d'après ces données, pas un seul n'a été tourmenté
d'une manière inquiétante par la dentition.

CHAPITRE II.

SOINS DIVERS DONT ON DOIT ENTOURER LES ENFANTS PEN-
DANT LES TRENTE PREMIERS MOIS DE LEUR EXISTENCE,
PÉRIODE DE LA PREMIÈRE DENTITION.

Je ne remplirais qu'à moitié l'objet que je me suis proposé en écrivant le précédent chapitre, objet qui consiste à préserver l'enfant des périls qui l'environnent durant le travail de la dentition, si je ne complétais ces instructions par l'exposé des soins secondaires qui corroborent l'efficacité du régime.

En effet, bien que l'harmonie parfaite de l'alimentation avec les besoins et les forces soit, pour le nouveau-né, je le répète, la première condition de bonne santé, cependant on ne saurait méconnaître qu'il est encore certaines précautions hygiéniques qui contribuent puissamment à le défendre contre les influences pernicieuses de l'éruption dentaire.

La première et la plus importante de toutes les règles à observer à l'égard des enfants, pendant les trois premières années de leur existence, c'est de les garantir des atteintes du froid, source d'une foule d'incommodités plus ou moins dangereuses. Tout démontre que le froid est l'ennemi mortel des êtres animés, tandis que la chaleur, au contraire, est l'agent le plus puissant et le plus actif de la vie. L'étude de la nature nous offre, à ce sujet, une multitude d'observations qui mettent ce double principe hors de doute, et parmi lesquelles je choisirai seulement les suivantes :

1° On voit les animaux préparer instinctivement le nid de leurs petits dans les réduits les mieux abrités, accumuler autour d'eux les substances les plus susceptibles de conserver ou de développer le calorique, les couvrir de leur corps; en un mot, recourir à tous les moyens suggérés par l'instinct maternel pour les mettre à l'abri de l'action du froid.

2° L'abaissement subit ou anormal de la température agit, au témoignage unanime des éleveurs, d'une manière funeste sur les organes des jeunes animaux.

3° Presque tous les êtres vivants, quel que soit

le degré de leur intelligence, recherchent avidement la présence du feu et du soleil.

4° Aux approches des frimas, le corps des bêtes
les plus robustes se cuirasse de fourrures épaisses.

5° L'hiver, qui fait périr ou engourdit quantité
de créatures et de végétaux, est pour la nature
une époque de léthargie; le printemps, au contraire, qui régénère et vivifie, est pour elle un
signal de résurrection. La raison, c'est que le premier marche sous l'escorte du froid, si fécond en
germes de mort, et que le second inaugure le retour de la chaleur, principe et véhicule du fluide
vital répandu dans la création.

6° Enfin, on observe que de tous les enfants de
la race humaine, les plus déshérités, sous le rapport de la stature et de la vigueur, sont les Lapons,
qui, relégués aux confins du monde, passent leur
vie au sein de glaces éternelles et loin des bien-
faisants rayons du soleil.

Je pourrais multiplier les exemples, mais ceux-
là suffisent sans doute pour convaincre les plus
incrédules que le froid est aussi nuisible à l'enfant que la chaleur lui est profitable. Ce principe
reconnu, combien ne faut-il pas déplorer, combien n'est-il pas urgent de proscrire cette mode
extravagante en vertu de laquelle on se fait un jeu

d'exposer à demi nus les tout jeunes enfants à l'air extérieur, par les temps les plus âpres, sous le vain et ridicule prétexte de les acclimater aux intempéries des saisons (1) ?

Que l'auteur d'*Emile* se pique de maîtriser la nature et de la façonner à sa guise, c'est peut-être le rôle d'un philosophe, mais celui du médecin est d'observer les lois qui président au développement et à la conservation de l'homme, et de ne pas permettre qu'on y déroge : car on ne les viole jamais impunément.

Peut-être m'objectera-t-on que, sous le ciel brumeux et glacé de la Grande-Bretagne, les enfants ne laissent pas d'être, dès leur bas âge, soumis, dans un état de semi-nudité, à l'influence de l'air libre. Je répondrai que cette insulte aux préceptes de l'hygiène porte avec elle son châtiment : elle altère et vicie les sources de la vie, et propage les affections pulmonaires et scrofuleuses qui désolent, sans distinction de rang, toutes les classes de la population anglaise.

Le nouveau-né, encore un coup, est une plante

______

(1) Que penserait-on d'un jardinier qui aurait la prétention d'acclimater un oranger, et qui, pour ce faire, l'exposerait en plein hiver à la rigueur du temps ?

faible et délicate, qui redoute le contact d'une atmosphère rigoureuse et veut être élevée chaudement. Ce besoin de chaleur se fait surtout sentir à l'époque de l'enfantement des dents de lait, et l'on ne saurait s'imaginer le nombre de ces frêles créatures qui paient de leur vie les torts de l'imprudence ou des préjugés. Mais alors même que cette période critique est franchie, il n'est pas sage de laisser l'enfant exposé sans défense suffisante à la malignité du froid et de l'humidité, et je maintiens que la tiédeur d'un appartement confortable est, en tout cas, bien plus propice au développement des organes que la promenade au grand air, lorsque le thermomètre descend dans le voisinage de zéro.

Est-ce à dire qu'il faille tenir les enfants constamment enfermés et les couvrir outre mesure? Non, sans doute : l'excès du bien produit le mal, et c'est enfreindre un principe que de l'exagérer. La peau n'accomplit régulièrement les fonctions qui lui sont dévolues qu'à la condition d'être entretenue à un degré de chaleur modéré. Que le corps de l'enfant soit donc maintenu dans un juste équilibre de température; que la main, en consultant sa surface, n'y rencontre ni froidure ni transpiration, c'est le symptôme irrécusable d'un parfait état de santé.

Quant à la nature des vêtements dont il convient de recommander l'usage, on comprend que je ne saurais, sur ce point essentiellement variable, établir de règles uniformes. L'âge, la constitution, le climat, la saison, sont autant de circonstances dont il faut tenir compte, et qui doivent déterminer, aux yeux des parents, l'opportunité de tel ou tel habillement. Toutefois il est un principe immuable, et dont l'application n'admet aucune exception, à savoir qu'on ne saurait jamais craindre d'entretenir aux extrémités une notable somme de calorique.

La confirmation de cette vérité ressort du traitement qu'on fait subir aux malades atteints d'affections inflammatoires ou pléthoriques des organes internes ; tous les efforts tendent à rappeler le sang vers les extrémités à l'aide d'une chaleur intense produite par l'immersion des pieds et des mains dans de l'eau chauffée à un degré très élevé, par l'application de sinapismes, de ventouses, et par toutes sortes de moyens énergiques. Si donc vous soumettez les membres d'un enfant sain et bien portant au procédé diamétralement opposé, c'est-à-dire, si vous le tenez constamment en contact avec le froid, n'est-il pas évident que vous mettrez obstacle à la répartition régulière du sang dans le réseau veineux, que vous déterminerez à la longue un refoulement de ce fluide vers les viscères, d'où naîtront inévitablement les congestions cérébrales, les engorgements des glandes, des poumons, des intestins, les rhumes, le croup, le faux croup, enfin tous les maux dont la première enfance est tributaire.

Que conclure de ce qui précède? Sinon que, loin de découvrir, suivant un usage malheureusement trop commun, les jambes des enfants en bas âge, il est de première nécessité de les leur vêtir chaudement. De bons bas de laine bien étoffés, montant jusqu'au milieu de la cuisse, constituent une toilette moins élégante peut-être, mais à coup sûr très préférable au déshabillé écossais, que, sans égard pour leur bien-être et leur santé, on inflige à ces pauvres petites créatures. Je conseille même aux parents dont les enfants annoncent une complexion frêle et délicate, de leur faire porter des chemises de flanelle jusqu'à l'entier accomplissement du travail de la première dentition. Nombre de nouveaux-nés, que leur faiblesse rendait éminemment vulnérables, ont dû leur salut à cette simple mesure hygiénique. Je ne nie pas qu'on ne voie des enfants fleurir et prospérer en l'absence de toute précaution de ce genre. Mais qu'est-ce que cela prouve, sinon que la nature a dévolu aux uns une vigueur qu'elle a refusée aux autres, de même qu'elle a doté les arbrisseaux de nos forêts du privilége de croître et de fructifier en dépit des intempéries des saisons, tandis qu'elle a condamné certains arbustes à périr, si la prévoyance de l'homme ne les soustrait aux rigueurs de l'hiver ? J'ajoute que l'insuffisance des vêtements est fatale aux enfants débiles, sans présenter d'avantages réels pour les enfants robustes, au lieu que le système contraire, si fécond en bienfaits pour les premiers, est sans inconvénients pour les autres.

Une particularité essentielle à noter, c'est que la réaction ne s'opère pas dans le bas âge sans une extrême difficulté; en d'autres termes, le corps, une fois refroidi, ne se réchauffe que très lentement. On en tirera naturellement cette conséquence que les ablutions doivent être, particulièrement en hiver, pratiquées avec de l'eau tiède. Le nouveau-né convenablement épongé, on le frictionne sur toutes les parties du corps, à l'aide d'un linge bien sec ; après cette opération, on l'emmaillotte ou on l'habille, en évitant de le serrer dans ses vêtements, de peur d'entraver ou d'interrompre la circulation du sang. Pour ce qui est du coucher, on donnera la préférence aux sommiers de paille d'avoine ou de fougère, assez fortement bourrés pour qu'ils cèdent difficilement sous la pression. Leur résistance contribuera à affermir les muscles de l'enfant et à fortifier sa santé. On aura soin de couvrir chaudement le nourrisson dans son berceau, mais sans le surcharger de rideaux, qui ne sont bons qu'à l'empêcher de respirer à l'aise, en l'emprisonnant dans une atmosphère stagnante et saturée de ses propres émanations (1).

Point de lessivage de la tête. Le passage d'une brosse douce et d'un linge sec suffit pour purger le tissu capillaire des corps étrangers qui adhèrent à sa surface. Il est à remarquer que le cuir chevelu se trouve, chez le bas âge, dans un état de transpiration permanente éminemment favorable à la dentition. Or, l'humidité qui succède au lavage est très propre à arrêter subitement le

______

(1) Il est bien entendu que les précautions que je recommande sont seulement relatives au premier âge de la vie, depuis la naissance jusqu'à la complète sortie des dents, qui ne dépasse pas, pour l'ordinaire, la troisième année. A partir de ce moment, il est à propos au contraire de changer de régime, et de se relâcher de ces ménagements. Il est temps que l'enfant apprenne à devenir progressivement un homme.

cours de cette excrétion et à rendre le travail des dents laborieux en lui enlevant ce puissant auxiliaire : raison décisive pour interdire l'usage des lotions dans la région céphalique, alors même que la présence des cheveux sur le chef de l'homme n'indiquerait pas que la nature a voulu mettre la boîte du crâne à l'abri de toute humidité provenant de l'extérieur ?

S'abstenir de bercer les enfants par des mouvements violents ou saccadés, et de les faire sauter brusquement dans les bras, de crainte de porter préjudice aux organes cérébraux ; écarter d'eux toute lumière trop vive, tout son trop éclatant, toute odeur trop pénétrante, en un mot, tout ce qui est susceptible d'irriter la sensibilité des organes de la vue, de l'ouïe et de l'odorat ; telles sont encore les précautions que je recommande. Qu'on n'oublie jamais que la délicatesse des ressorts de ces fragiles machines exige les plus minutieux ménagements, et que l'excitation provoquée dans quelque organe essentiel se répercute la plupart du temps sur les mâchoires, siége d'une grande activité momentanée.

J'ajoute qu'il est de la plus haute importance de faire garder la chambre à l'enfant aussitôt que se manifeste chez lui quelque symptôme d'indisposition. Commence-t-il à se sentir tourmenté par un chatouillement aigu dans les gencives, ce qu'il dénote par sa persistance à porter ses doigts à sa bouche, on combattra le développement de ce prurit local par des frictions gengivales à l'aide du *sirop de dentition*, dont j'indique les propriétés et l'usage dans un chapitre spécial.

Si l'on se conforme ponctuellement à ce petit code de prescriptions plutôt préventives que curatives, sans négliger d'ailleurs tous les soins usuels et domestiques, et entre autres la propreté, on n'aura guère, sauf certains cas exceptionnels et très rares, à redouter une dentition difficile ; car ce phénomène tout naturel est destiné à s'opérer pacifiquement, et ne se métamorphose en crise que par suite de l'imprudence, de l'incurie, de l'ignorance ou d'un mauvais système d'alimentation.

On lira sans doute avec intérêt la lettre suivante, qui forme le complément naturel des deux chapitres qui précèdent. Cette lettre, écrite cinq cents ans avant Jésus-Christ par une pythagoricienne à une de ses amies, atteste que l'antiquité avait soigneusement étudié l'hygiène et le régime propres à la première enfance. On remarquera combien il existe d'analogie entre les préceptes contenus dans ce petit code de la maternité et quelques uns des principes que je viens d'émettre.

Lettre de Mya à Philis.

« Vous allez devenir mère : votre premier devoir est de vous occuper du choix d'une nourrice. Qu'elle ait assez d'empire sur elle-même pour se refuser constamment aux caresses de son mari ; qu'elle soit propre et modeste ; qu'elle n'ait ni la passion du vin ni l'amour du sommeil ; que son lait soit pur et nourrissant. Du choix que vous allez faire dépend la vie entière d'un enfant chéri.

» Tous les instants d'une bonne nourrice doivent être partagés entre ses devoirs. Elle doit consulter la prudence et non sa fantaisie, son caprice, pour présenter le sein au nourrisson : c'est ainsi qu'elle lui fortifiera la santé. Il n'est pas moins nécessaire qu'elle attende, pour se livrer au sommeil, que l'enfant ait envie de se reposer.

» Prenez garde qu'elle ne soit d'une humeur colérique ; je n'apprendrais pas non plus avec plaisir qu'elle fût bègue ; tâchez même qu'elle soit née dans la Grèce, de peur que, par imitation, votre enfant ne contracte un accent vicieux. Surtout qu'elle soit prudente dans le choix de ses aliments, et qu'elle ne prenne de nourriture qu'avec une juste réserve.

» Il est bon de laisser dormir les enfants après qu'ils se sont bien nourris de lait: ce repos agréable, et qu'exige leur faiblesse, rend leur digestion plus facile. S'il faut absolument leur donner quelque autre nourriture que le lait de leur nourrice, n'oubliez pas qu'elle doit être simple et légère. Je crois que le vin est une boisson trop forte pour eux; si vous ne le leur refusez pas entièrement, qu'il soit du moins assez trempé pour approcher de la douceur du lait.

» Je ne conseillerais pas de les baigner tous les jours : il suffit qu'ils prennent le bain de temps en temps, et il est essentiel d'en bien ménager la température. N'étudiez pas avec moins d'attention celle de l'air que respirera votre enfant; qu'il n'éprouve ni une trop grande chaleur ni un froid trop rigoureux. Sa chambre ne doit être ni trop close, ni trop exposée au vent; l'eau qu'il boira, ni trop légère, ni trop pesante. Ne lui donnez pas des langes trop rudes; qu'ils aient assez d'ampleur pour l'envelopper, trop peu pour l'incommoder. La nature doit être votre règle; elle demande que ses besoins soient satisfaits, elle ne veut pas de magnificence. »

CHAPITRE III.

EXPLICATIONS NOUVELLES, ANATOMIQUES ET PHYSIOLOGI-QUES, CONCERNANT LA SORTIE DES DENTS CHEZ LES ENFANTS EN BAS AGE.

Je ne saurais entrer dans le détail des faits qui vont suivre, faits pour la plupart très peu connus, et dont quelques uns sont tout à fait nouveaux, sans faire précéder ce travail d'un aperçu anatomique destiné à éclairer le lecteur sur l'organisation maxillaire. J'accompagnerai ma description de la représenta-tion figurée d'un certain nombre de pièces anato-miques que je possède : elles témoigneront de l'exactitude des faits sur lesquels je m'appuie, en même temps qu'elles faciliteront l'intelligence du discours (1).

La première étude à faire pour se mettre au courant des phénomènes inhérents à la *formation* des dents temporaires (dents de lait) est celle

(1) Ces pièces ont été préparées par le fameux naturaliste Guy, et dessinées d'après nature.

des divers organes au sein desquels ces ostéides prennent naissance. L'inspection attentive des mâchoires d'un fœtus (1) de sept à huit mois de conception suffit pour acquérir cette connaissance élémentaire. Mais s'il s'agit d'approfondir le mécanisme qui préside à la sortie de ces mêmes dents, le travail s'étend et se complique : ce n'est plus un anneau isolé, c'est la chaîne tout entière des transformations subies par les os maxillaires, à partir du cinquième mois de la gestation jusqu'à la vingtième année de l'âge adulte, qu'il importe d'examiner dans ses détails aussi bien que dans son ensemble.

En effet, les mâchoires éprouvent de mois en mois, et l'on peut même dire de jour en jour, des modifications tellement prononcées que les maxillaires du fœtus diffèrent de ceux de l'enfant autant que les mâchoires de l'enfant diffèrent elles-mêmes de celles de l'homme fait.

Pendant la période qui succède immédiatement à la conception, l'embryon ne présente aucune forme arrêtée : il n'est encore qu'à l'état muqueux. Avec la période secondaire commence l'état membraneux. Bientôt les mucosités s'épaississent, le

(1) Dénomination imposée à l'enfant durant la période de la gestation.

chaos se débrouille, les membranes se déploient, les contours se détachent, l'homme se laisse peu à peu entrevoir, jusqu'à ce qu'enfin, de progrès en progrès, il sorte de cette ébauche primitivement informe, une créature admirablement organisée. Telle est la marche que suit, dans le sein maternel, le développement de l'œuf humain.

Cet exposé sommaire des premiers phénomènes anthropologiques suffit à l'intelligence des faits et des observations qui vont suivre.

Écartant donc tout ce qui est étranger au travail de la dentition, nous constaterons, dès la fin du troisième mois de la grossesse, l'apparition des os maxillaires, déjà visiblement indiqués, mais dans un tel état de confusion interne que l'œil n'y saurait rien distinguer.

Vers le cinquième mois, ces organes, mieux dessinés, apparaissent tapissés, à leur surface, de cette membrane commune à tous les os, et qui porte le nom de *périoste*. Leur conformation est

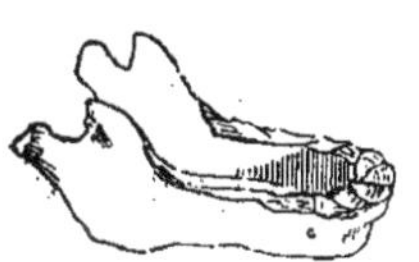

celle de deux gouttières curvilignes et transversales, affectant la figure d'un fer à cheval, et divisées au dedans en cellules. Ces cavités, isolées les unes des autres par des cloisons verticales qui, de membraneuses qu'elles sont à leur naissance, deviennent progressivement osseuses, sont connues sous le nom d'*alvéoles* et constituent, prises dans leur ensemble, ce qu'on appelle, en termes techniques, le *processus alvéolaire*. C'est à elles qu'est confié le dépôt des germes des dents.

Lorsque ces germes (EE), d'abord muqueux, commencent à devenir compactes, il est aisé de re-

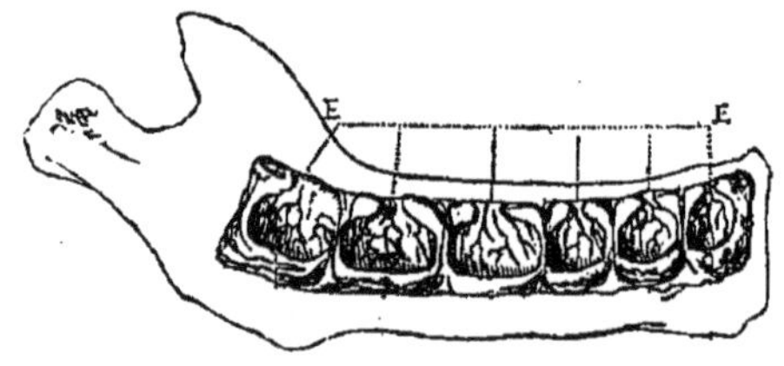

connaître qu'ils ont pour enveloppe de petits sacs produits par les ondulations des deux membranes sous-jacentes de la gencive et dont je vais expliquer la disposition :

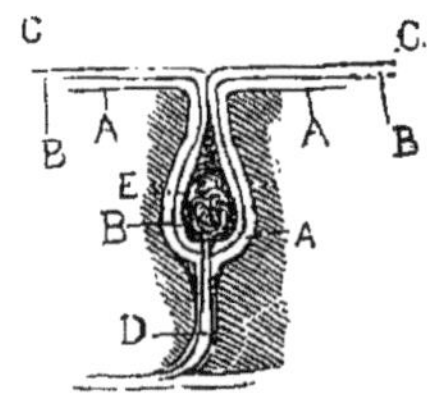

La gencive proprement dite se compose de trois tissus membraneux superposés. Le premier (AAA), en procédant du dedans au dehors, est de nature fibro-cartilagineuse; il s'accole immédiatement au périoste de l'os maxillaire , et plonge au fond de chaque alvéole sous la forme d'une poche dont l'extrémité va s'adapter au faisceau vasculo-nerveux (D), improprement désigné sous le nom de *nerf dentaire*, qui la traverse en cet endroit, afin de s'ouvrir un passage jusqu'au germe.

Le deuxième tissu (BBB), de nature muqueuse, est, en quelque sorte, la doublure du précédent. Il l'accompagne dans l'intérieur des alvéoles, où il l'abandonne un peu avant d'atteindre le fond, pour se fixer à la partie du germe qui sera plus tard le collet de la dent, de telle sorte que la couronne seule mûrit sous la protection du double sac que je viens de décrire, au lieu que la croissance de la racine s'opère au sein d'une membrane unique dont la substance fibro-cartilagineuse s'allonge à mesure que la racine s'accroît. C'est ici le lieu de noter en passant une particularité fort intéressante. A considérer dans l'origine la disposition des germes, on dirait qu'ils ne doivent donner naissance qu'à des couronnes de dents ; car les particules destinées à servir de base aux racines sont encore à l'état latent et se confondent avec celles qui constituent la couronne. Ce n'est qu'au fur et à mesure de la sortie de celle-ci, que la racine se développe et se perfectionne en raison directe de la croissance verticale de l'os maxillaire.

Cette observation constatée, achevons l'étude anatomique de la gencive.

Le troisième tissu (cc), sorte d'épiderme connu sous la désignation d'*épithélium*, est tendu à la superficie de la gencive. Sa destination consiste à masquer l'orifice des petits conduits par lesquels les deux premières membranes s'introduisent dans les alvéoles.

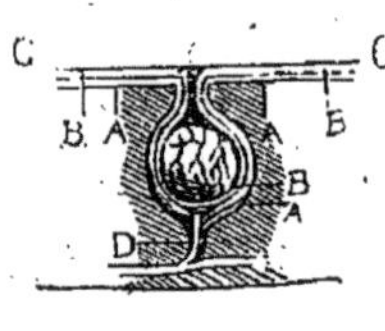

En examinant de près l'intérieur des tissus membraneux qui servent de matrices aux dents, on les trouve remplis, dans le principe, d'un liquide visqueux et muqueux traversé par un faisceau vasculo-nerveux (D). Ce liquide ne tarde point à s'odontifier, c'est-à-dire, qu'il passe d'abord à l'état cartilagineux, puis à l'état osseux, et finit par envelopper d'une croûte solide le centre du germe, maintenu provisoirement à l'état muqueux. La couche sui-

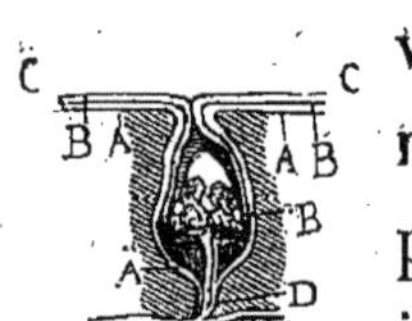

vante subit à son tour la même métamorphose et l'ossification se poursuit ainsi de proche en proche jusqu'à ce qu'il ne reste plus au centre de la dent qu'un étroit canal formant le fourreau de ce qu'on est convenu d'appeler *le nerf dentaire*.

A ce moment, la constitution de la dent est celle d'un corps dur formé d'une infinité de tubes

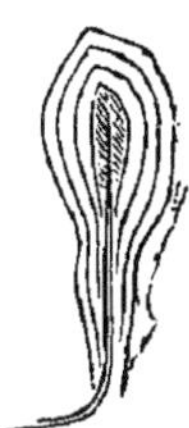

à travers lesquels les liquides vivifiants circulent nonobstant leur exiguïté.

A mesure que la couronne se forme et s'ossifie, elle se trouve graduellement portée vers le bord externe des gencives par un procédé qui n'a jamais été décrit ; le véritable mode de la sortie des dents restait jusqu'à présent un mystère.

C'est ici que je prie le lecteur de me prêter toute son attention , car la série de phénomènes que je vais faire passer sous ses yeux ne constitue rien moins qu'une découverte de la plus haute importance, non sulement au point de vue des progrès de la science, mais encore dans l'intérêt de l'humanité.

Un préjugé radicalement faux et pourtant presque universsellement répandu même parmi les gens de l'art, c'est que les dents s'échappent des mâchoires à la manière d'une aiguille chassée

de son étui, .c'est-à-dire en glissant dans les alvéoles. Il n'est pas plus conforme à la vérité de
supposer que le sommet des alvéoles se dilate,
afin de leur livrer passage, et se contracte ensuite
pour se mouler sur leurs racines. Cette hypothèse
ne soutient pas le moindre examen. Comment
admettre, en effet, de la part des alvéoles, une
flexibilité aussi complaisante, puisque leur ossification, complétement achevée à l'époque de
l'émission dentaire, les prive, par la loi commune
aux corps osseux, de toute propriété élastique, et
par conséquent contractile? Eh bien, donc, par
quel mode d'action la nature procède-t-elle? Le
voici.

Qu'on étudie attentivement les rapports réci-
proques d'une certaine quantité de mâchoires de
différents âges, graduées depuis le point de départ
de la dent jusqu'à son point d'arrêt, on observe
que celle-ci ne voyage point isolément, mais qu'elle
progresse vers les gencives conjointement avec les
alvéoles, au moyen d'un procédé dont la nature
s'était, jusqu'à présent, réservé le secret.

Prenons, pour exemple, un fœtus de trois
mois : nous remarquerons que les dents et les alvéoles qui les protégent occupent presque toute l'é-
tendue verticale des mâchoires, fort peu élevées à ce

moment. La dent et son enveloppe semblent assises
sur un tissu osseux (1) de nature spongieuse (DDD) .

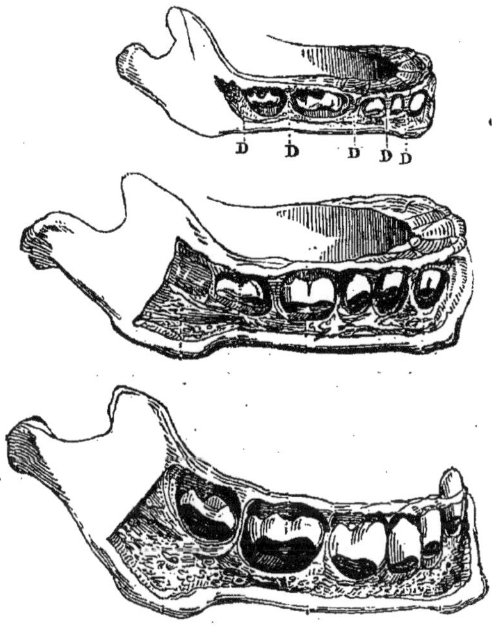

et visiblement comprimé, dont la surface représente assez fidèlement celle d'une éponge soumise
à une forte pression. A mesure que la hauteur de
la mâchoire se développe, les pores de ce tissu se
dilatent ; sa substance se gonfle, se boursoufle dans
la partie correspondante à la partie sous-jacente
des alvéoles, et acquérant, en vertu de ce renfle-
ment continu, une puissance d'expansion de plus
en plus croissante, elle chasse irrésistiblement vers

(1) Tissu spongieux.

la gencive la dent et l'alvéole qui la contient :
c'est un travail dont l'existence se révèle clairement à l'examen anatomique d'une série ascendante
de mâchoires, commençant au fœtus de cinq mois
et aboutissant à l'enfant chez lequel la sortie des
dents est à la veille de s'effectuer.

Mais s'il en est ainsi, dira-t-on, si la dent et
l'alvéole s'élèvent ensemble, comment expliquer
qu'ils ne jaillissent point de concert des gencives et ne se montrent pas simultanément au-de-
hors ? Autre mystère dont je vais donner la clef.

On n'a pas oublié que le développement de la
dent s'accomplit au sein de deux petits sacs logés
l'un dans l'autre , mais que les couronnes seules
s'ossifient à l'abri du double sac muqueux et fibro-
cartilagineux, tandis que les racines se forment
et grandissent sans une autre égide que le prolongement du sac fibro-cartilagineux.

On n'a pas non plus perdu de vue que le sac
muqueux se sépare à moitié chemin du sac fibro-
cartilagineux, pour se fixer au germe dans cette
région qui deviendra plus tard le collet de la
dent.

Ne pas voir dans cette disposition particulière
un plan prémédité de la part de la nature, ce serait ignorer les premiers éléments de ses lois.

Rien, dans l'économie animale, n'est l'effet du caprice ou du hasard, et tout ressort, si chétif et si insignifiant qu'il soit en apparence, a ses fonctions. Ce petit sac muqueux, jusqu'ici sans utilité appréciable, va jouer tout à l'heure le rôle le plus actif et le plus important dans le travail de l'odontocie. A proportion que les os maxillaires gagnent en hauteur, et que les dents, emprisonnées dans leurs alvéoles, s'avancent vers l'épithélium par l'expansion du tissu spongieux, ce sac, tenu primitivement dans un état de tension, se relâche, se ramollit, se plisse, partant *s'engorge*, et, conformément à la loi qui régit les muqueuses placées dans de telles conditions, ne tarde pas à devenir

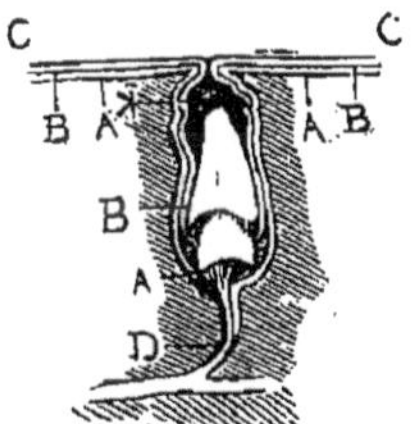

fongueux (κ). Or les praticiens savent que les fongus ont la propriété d'absorber les corps qui les environnent. On en voit l'exemple chez les malades affectés de certains anévrismes, et mieux encore chez les individus qui perdent leurs dents saines par suite d'un ébranlement sans cause apparente. Que se passe-t-il en cette dernière circonstance ? Les gencives, devenues accidentellement fongueuses, détruisent progressivement les alvéoles dans lesquels les dents s'enchâssaient et se maintenaient solidement; dès lors celles-ci, abandonnées à elles-mêmes, chancellent, et, quoique saines, tombent spontanément, faute de support et d'appui.

Un phénomène du même genre s'accomplit à l'époque de la seconde dentition. Si l'on extrait, un peu avant sa chute naturelle, une molaire temporaire, et que, sans perdre de temps, on examine le vide qu'elle laisse dans la gencive (к), on y reconnaît distinctement la présence d'un champignon fongueux interposé entre la base de la dent expulsée et la couronne de la dent permanente destinée à lui succéder (1). Ce corps, produit par le plissement du sac muqueux de seconde dentition, est l'agent mystérieux qui a déterminé la chute de sa devancière, dont il absorbe les racines et l'alvéole (2).

C'est par une manœuvre analogue que le sac muqueux de première dentition, passé à l'état de fongus, fraie la route à la dent qui le suit; c'est

____

(1) Voyez le *Traité de la seconde dentition*, par le docteur Delabarre père.

(2) Ainsi on peut dire que la première dentition est complétement passagère, car *tout*, alvéoles, racines et gencives même, de cette époque, est entièrement détruit et remplacé par de nouvelles dents, de nouveaux alvéoles et de nouvelles gencives.

grâce à lui que la dent de lait, délivrée des parties alvéolaires et gengivales susceptibles de former obstacle à sa sortie, apparaît dégagée de ses langes et en pleine possession de sa liberté.

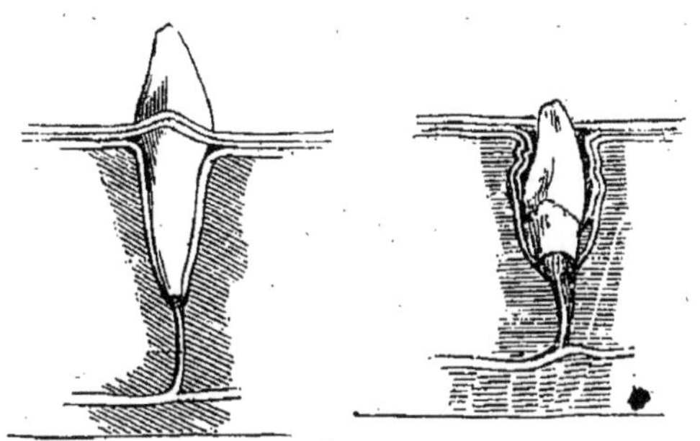

Il ressort des observations et des commentaires qui précèdent un fait de la plus haute importance à établir par rapport au traitement des maladies de la première dentition, à savoir :

Que la dent, pour se montrer au dehors, ne perce pas la gencive, ainsi qu'on l'avait cru à tort pendant si longtemps, *et qu'il n'y a même, en aucun cas, de contact immédiat entre ces deux organes.*

C'est, du reste, une vérité dont je ne m'attribue pas la découverte. Bourdet et Laforgue l'avaient soupçonnée les premiers. Fox, Blake et M. Delabarre père l'ont démontrée plus tard par des travaux qui font loi dans la science. Le docteur Trousseau, auquel son expérience et son profond savoir donnent, en pareille matière, une si imposante autorité, rejette d'une manière absolue l'hypothèse d'une pression considérable exercée par la dent sur des parties élastiques, indurées et par trop résistantes. Je ne suis donc, dans cette première partie de mon travail, que l'écho de ces maîtres éminents. Mais ce qui m'appartient en propre, c'est la seconde : c'est la démonstration anatomique du véritable mode de sortie des dents. Ici je n'ai eu ni précurseur ni guide ; je ne dois rien qu'à mes études personnelles. D'autres ont avant moi reconnu et signalé l'erreur ; mais je tiens à constater que j'ai eu le premier l'avantage de pénétrer la vérité.

Figure 1.

MÂCHOIRE INFÉRIEURE D'UN ENFANT DE DIX-SEPT A DIX-HUIT MOIS.

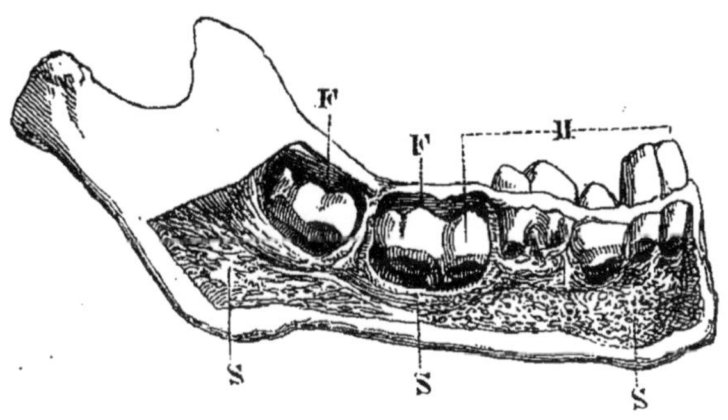

H Les incisives et les premières molaires de lait sont sorties.
La canine commence à poindre.
Les racines de toutes ces dents ne sont point encore entière-
ment formées.

FF La seconde molaire de lait est encore enfermée dans son alvéole, ainsi que la dent de cinq ans ou première molaire
permanente, qui commence à s'ossifier.

SS Tissu spongieux de l'os maxillaire se développant progressivement au-dessous de chaque dent et repoussant de plus en
plus vers les gencives, dents et alvéoles.

*

Figure 2.

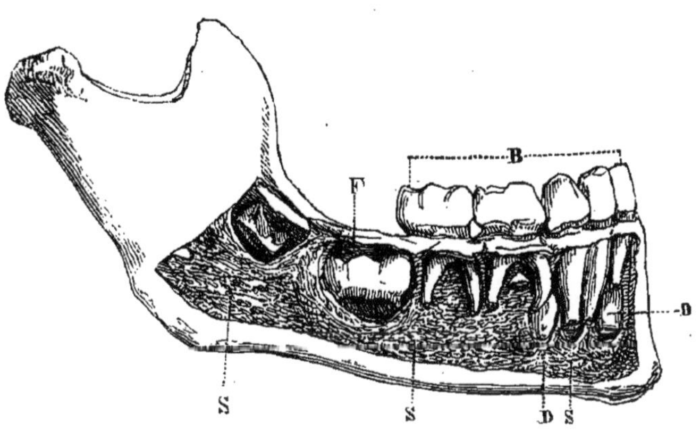

B Les dents temporaires (de lait) sont toutes sorties et en ligne.
  Les racines de ces dents sont entièrement formées et les main-
    tiennent solidement fixées dans leurs alvéoles.
  La première dentition est complète.
F La première grosse molaire permanente, dite de cinq ans, dont
    la couronne se perfectionne de plus en plus, est encore en-
    fermée dans son alvéole qui monte progressivement avec elle
    vers les gencives, par le boursouflement au-dessous d'elles
    du tissu spongieux SS, dont l'accroissement très marqué sous
    les dents de lait les a déjà toutes chassées hors des gencives.
DD Représentent les dents permanentes qui s'ossifient de plus en
    plus dans des alvéoles séparés, situés en arrière des racines
    des dents temporaires.
  Au fond de la mâchoire, près de la branche montante de l'os
    maxillaire, et dans sa base, on aperçoit les germes des secon-
    des grosses molaires permanentes qui commencent à s'ossi-
    fier.

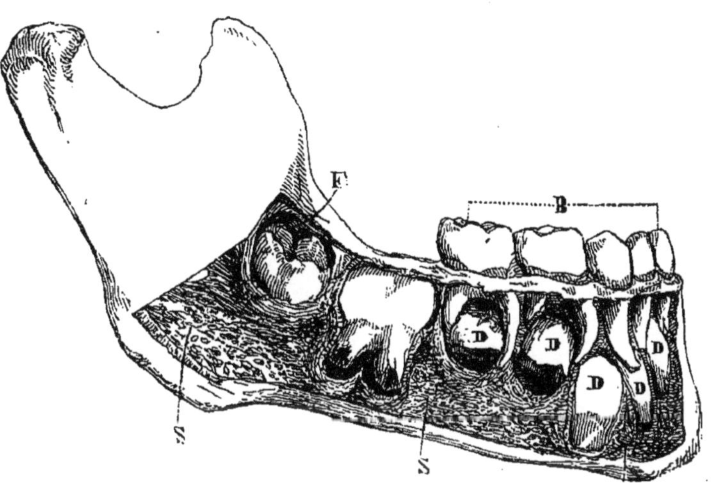

B Représente les cinq dents temporaires en ligne.

Au fond et en arrière de la seconde molaire temporaire, on voit la première grosse molaire permanente dite de cinq ans près de paraître hors des gencives ; l'accroissement continu du tissu spongieux au-dessous d'elle ne tardera pas à déterminer sa sortie, ses racines s'allongent dans l'épaisseur de ce tissu.

F Est la seconde molaire permanente dite dent de douze ans ; l'ossification de la couronne de cette dent se perfectionne de plus en plus.

DDDDD Représentent les couronnes des incisives, de la canine et des petites molaires permanentes s'ossifiant progressivement dans leurs alvéoles particuliers.

Les racines de ces dents ne sont point encore apparentes.

Déjà le tissu spongieux S, en se développant davantage au-dessous de l'incisive centrale permanente, l'a repoussée vers les gencives ; mais la racine de la dent de lait, formant obstacle à sa sortie, se trouve dévorée par le plissement de la matricule permanente qui devient fongueuse et affecte la forme d'un petit champignon rouge et absorbant.

Le même phénomène va s'accomplir pour toutes les autres dents temporaires, à mesure que l'enfant avancera en âge, et la première dentition disparaîtra complétement pour faire place à la seconde.

CHAPITRE IV.

DU PRURIT DE DENTITION.

Les premières recherches vers lesquelles je dirigeai le cours de mes observations n'avaient qu'un but : c'était de pénétrer la cause première des convulsions auxquelles l'enfance est si souvent sujette durant la phase de la première dentition ; mais je ne tardai pas à m'apercevoir que le cadre de mes études s'élargissait de lui-même ; car je découvrais, chemin faisant, que non seulement les convulsions, mais encore la diarrhée, les vomissements et les irritations de toute nature, dont le premier âge est tributaire, dérivaient d'une source commune. Ces affections diverses ne sont manifestement que les conséquences variées d'un principe unique, l'état des mâchoires en travail, ce dont je me fais fort de convaincre tout homme éclairé et consciencieux.

Bienvenant jusqu'aux dents, tel est le dicton

pittoresque dans son laconisme, mais que l'expérience a suggéré aux femmes de la campagne : il témoigne de cette vérité fréquemment observée, à savoir, qu'on voit tel enfant, robuste et bien portant durant les premiers mois de son existence, s'étioler et contracter toutes sortes de maladies au moment de l'ossification, de la progression et de la sortie des dents.

On a très diversement commenté ce phénomène.

Les uns ont soutenu d'une manière absolue que la dentition ne saurait donner lieu à aucun accident : suivant eux, les affections qui surgissent à cette époque ne seraient que le développement naturel et inévitable de prédispositions inhérentes à la constitution primordiale des sujets.

Les autres, au contraire, ont dressé une nomenclature formidable de tous les maux dont ils imputent l'origine à cette opération de la nature, si bien qu'à les entendre, il faudrait considérer la période de la dentition comme un écueil à peu près impossible à franchir.

Quelques uns ont attribué tous les désordres qui surviennent dans la santé des enfants, à une pression pernicieuse subie par le cordon vasculonerveux placé au fond des alvéoles ; pression résultant, dans leur opinion, d'une part de la

croissance continue des racines de la dent, d'autre
part de l'obstacle opposé à la sortie de la couronne
par le resserrement du détroit alvéolaire.

Suivant ceux-ci, les dents se comportent avec
les alvéoles à la manière de coins qui s'ou-
vriraient par écartement un passage, et la
contrainte qu'elles exercent sur ces derniers organes détermine aux alentours une irritation inflammatoire qui, de proche en proche, se répand
sympathiquement dans l'économie.

Ceux-là veulent que l'irritation soit l'effet de
l'inflammation de la pulpe dentaire, ou de la com-
pression du périoste, ou bien encore de l'état des
nerfs étranglés entre des parties qui s'ossifient, ou
enfin de la tension immodérée et du déchirement
des gencives.

La plupart, s'arrêtant à la surface des phénomènes, sont convaincus que l'alvéole s'use sous l'action de la dent qui la transperce, et que la gencive
est perforée par la couronne dentaire de la même
manière qu'un parchemin pourrait l'être par un
poinçon ; de là les violentes douleurs causées par
l'éruption des dents et les accidents qui en découlent. Cette dernière croyance, la plus accréditée
de toutes, passe pour article de foi, notamment

auprès des gens du monde, chez lesquels on entend dire communément :

« Tel enfant est malade, parce qu'il *perce* ses dents. »

Autant de systèmes, autant d'erreurs. J'ai développé, dans le chapitre de l'anatomie, le mode de germination, d'ossification, de progression et de sortie des dents (voyez le chapitre ci-dessus). Les faits sont en contradiction directe avec toutes les théories qui précèdent. Comme elles partent de principes absolument faux, il n'en est pas une qui n'arrive à une conclusion fort éloignée de la vérité.

Quel phénomène se passe-t-il donc dans les mâchoires d'un grand nombre d'enfants, qui puisse donner naissance à des crises dont l'issue est si souvent funeste ?

Est-ce de la douleur?

Sont-ce des lésions organiques ?

Quelle est donc la cause déterminante de ces désordres qui viennent à l'improviste troubler la santé et compromettre la vie de tant de jeunes créatures florissantes avant l'époque de la dentition !

Question d'un bien grave intérêt, puisqu'elle fut, comme je l'ai dit ailleurs, mise au concours, dès l'an 1781, par la Société royale de médecine de Paris, et que, malgré le prix attaché à la meilleure solution, elle reste encore à résoudre. En effet, la statistique avait constaté, à cette époque, qu'il mourait chaque année, par suite des maladies de la dentition, la sixième partie des enfants en bas âge ; et les tables de mortalité donnent la preuve que cette proportion est demeurée la même, bien que le mode de traitement ait été complétement changé.

Les travaux faits jusqu'à ce jour sur cette matière aussi obscure qu'intéressante n'avaient donc réussi qu'à compliquer le problème en multipliant les conjectures. J'ai la ferme confiance de l'avoir résolu par la découverte du *prurit de dentition*. Dans ma conviction, toutes les affections qui dépendent de l'éruption des dents de lait sont le produit plus ou moins direct d'un chatouillement local, qui, en réagissant sur le système nerveux, jette le trouble dans les diverses fonctions de l'économie. C'est ce que je puis démontrer par l'examen circonstancié de la marche que suit le développement de la crise dentaire.

A l'époque de la formation et de l'ossification des premières dents, l'enfant n'est pas encore en possession de la faculté de parler, mais il n'en est pas moins en état de traduire très clairement par sa pantomime et par les intonations différentes de ses cris inarticulés, les impressions pénibles ou agréables qu'il éprouve. Eh bien, observez-le au début du travail de la dentition : ses premières sensations se manifestent par un mouvement significatif : il porte vivement, mais sans cris, ses doigts à sa bouche et se frotte avec opiniâtreté les gencives. Cette action implique-t-elle chez lui un sentiment de souffrance ? Evidemment non. Qu'un insecte vienne à me frôler le visage, que les barbes d'une plume effleurent l'épiderme de mes lèvres, de mes paupières, ou l'intérieur de mes narines, aussitôt ma main se porte machinalement à l'endroit affecté. Ce geste est-il l'effet d'une commotion douloureuse? Point du tout : il n'a d'autre mobile que le chatouillement causé par la présence d'un corps importun.

Le nourrisson qui souffre éclate en plaintes et en sanglots ; une piqûre, une brûlure, une colique font à l'instant même jaillir et ses pleurs et ses cris. C'est ce qui ne manquerait pas d'advenir, dès le prélude de l'éruption dentaire, si ses premières atteintes étaient accompagnées de douleur. Mais du moment où l'unique démonstration de l'enfant consiste à passer silencieusement ses

doigts sur ses gencives, n'est-on pas fondé à pen-
ser que ce qu'il ressent est d'une nature différente? Et que serait-ce, sinon une sensation de
prurit, de démangeaison, de chatouillement?

La meilleure preuve que la gencive n'est nullement endolorie, c'est la facilité, je dirai plus,
l'expression de jouissance avec laquelle l'enfant
tourmenté par la dentition y laisse porter la main;
c'est l'empressement qu'il met à saisir et à mordre
tous les corps susceptibles d'opposer une résistance à la pression de ses mâchoires. Si sa gencive était le siége d'une douleur nettement ca-
ractérisée, vous le verriez au contraire défendre
cet organe du plus léger attouchement, car le
propre de la douleur est d'exalter, dans la région
dont elle s'empare, la sensibilité des tissus.

On ne saurait, sans mauvaise foi, se refuser à
conclure avec moi, des observations précédentes,
que l'enfant n'éprouve dans le principe qu'une
démangeaison, un chatouillement d'une espèce
particulière, effet purement nerveux, que je dé-
signe sous le nom de *prurit de dentition*.

Mais quelle est la cause de ce chatouillement?
Rien n'est plus facile que de la reconnaître.

Dans les conditions normales, le sac muqueux,
simplement congestionné, fonctionne sans provo-

quer aucun désordre : c'est-à-dire qu'il se borne à détruire les obstacles qui pourraient s'opposer à la sortie des dents. Mais si, par défaut de soins, ou par des soins mal entendus, tels, par exemple, qu'une alimentation vicieuse ; en un mot, si par des écarts de régime, le système nerveux se trouve mis en jeu, ce sac muqueux devient alors le siége d'une irritation locale qui débute par une démangeaison nerveuse, mais qui peu à peu s'élève, si l'on n'y met ordre, jusqu'aux élancements les plus intolérables.

Il est essentiel de remarquer que c'est seulement après qu'ils ont longtemps promené, sans se plaindre, leurs doigts sur leurs gencives, que l'impatience finit par gagner les enfants chez lesquels la dentition doit s'opérer avec peine. Alors ils s'agitent, se tournent, se retournent, se tordent en tous sens; puis finissent, de désespoir, par jeter des cris furieux, mais de ces cris qu'un observateur exercé ne saurait confondre avec les gémissements et les lamentations arrachés par la douleur. Point de larmes, point de sanglots ; rien que des accents de colère et de rage, des clameurs convulsives, pareilles à celles qui échappent aux personnes nerveuses soumises malgré elles à un chatouillement prolongé.

A dater du moment où le prurit de dentition a pris ce caractère, il devient la terreur de l'enfant, et la seule approche d'un accès suffit pour renouveler ses angoisses. Voilà le motif des cris presque incessants que font entendre certains sujets durant la période de la dentition.

L'effet le plus fâcheux de cet état de choses, c'est que l'ébranlement du système nerveux jette la perturbation dans toutes les fonctions vitales : le sommeil disparaît, l'appétit s'évanouit, les digestions se dérangent, et les résultats inévitables de ces désordres sont la fièvre, la diarrhée, les vomissements et les convulsions.

Quoi! dira-t-on, un simple chatouillement pourrait avoir des conséquences aussi graves? Oui, sans doute : il ne tiendrait qu'à moi d'en citer mille preuves. La morsure de certains insectes, bien que peu douloureuse au fond, ne dégénère-t-elle pas, à la longue, en une véritable torture? Ne voit-on pas souvent un cheval du naturel le plus paisible se cabrer et s'emporter sous l'empire de l'irritation causée par les mouches qui le harcèlent? Enfin ne sait-on pas, par l'épopée de la Fontaine, que c'est assez d'un moucheron pour mettre au supplice le plus puissant des animaux?

Mais, sans chercher ailleurs mes exemples, je

m'adresse, lecteur, à vous-même. Je vous suppose d'une organisation irritable et nerveuse, et j'imagine qu'à l'instant où vous vous mettez à table on s'avise de vous chatouiller légèrement la plante des pieds; que cette titillation se répète à plusieurs reprises dans le cours de votre repas; que votre sommeil soit à tout moment troublé par le même supplice : croyez-vous votre santé à l'épreuve d'un semblable agacement? Croyez-vous que, s'il se renouvelle pendant des jours, des semaines, des mois entiers, votre constitution résistera à sa pernicieuse influence; que vos digestions pourront s'accomplir régulièrement; que vos forces se répareront dans l'agitation d'un sommeil constamment interrompu? Non certes. Eh bien! ce tourment dont l'image même vous épouvante, est celui qu'endurent un grand nombre d'enfants à l'époque de la première dentition. Comment s'étonner qu'une notable partie de ces frêles créatures y succombe? Les mauvaises digestions engendrent la fièvre, la diarrhée et les vomissements; une excitation constante détermine des convulsions; enfin la privation de sommeil entraîne l'étisie, le dépérissement, et de ces accidents continus surgit une désorganisation générale qui conduit rapidement à la mort.

Il est donc évident que c'est à l'excitation du

système nerveux, stimulée et fomentée par le prurit
de dentition, et non point à des douleurs dues aux
prétendus efforts des dents pour percer les gencives, qu'il faut attribuer la plupart des maux de la
première dentition. Si l'éruption dentaire avait lieu,
ainsi qu'on se l'imagine, par voie de perforation,
n'est-il pas manifeste que la souffrance n'épargne-
rait aucun enfant, puisque la pression de la dent
rendrait, chez l'un comme chez l'autre, les gencives également douloureuses? Cependant on sait
qu'il n'en est point ainsi, et que celui-ci franchit
impunément et sans le moindre malaise le pas
périlleux où celui-là laisse sa santé et parfois
sa vie.

D'où peut naître cette différence, en apparence
inexplicable? Les sujets peu nerveux, peu impres-
sionnables, peu chatouilleux, si je puis m'exprimer ainsi, sont généralement à l'abri des atteintes du prurit de dentition. Les organisations
d'une nature opposée sont, au contraire, une
proie à laquelle il s'attaque et se cramponne avec
acharnement. C'est chez elles qu'on le voit fréquemment provoquer les crises les plus violentes,
sans néanmoins que son action produise dans l'organisme des désordres appréciables. En effet,
M. Guersant a constaté, par l'examen anatomique

du corps d'un grand nombre d'enfants morts de convulsions causées par la dentition, qu'il n'existait chez eux aucune lésion susceptible de justifier et d'expliquer un aussi funeste résultat.

J'ai dit que, dans l'opinion de ce professeur, les maux de la première dentition sont le résultat de l'*irritation dentaire*. M. Trousseau, de son côté, en trouve les principes dans un *trouble purement nerveux*. En présence du sentiment de ces savants, corroboré de celui de MM. Blache, Barthez, Rilliet, Roger, Barrier, Duval, Deschamps, Duvivier et d'un grand nombre d'autres praticiens distingués, il était d'un haut intérêt : premièrement, de pénétrer la véritable cause de ce *trouble nerveux*, de cette *irritation dentaire ;* secondement, de trouver un moyen thérapeutique capable de combattre directement cette cause, qui porte le désordre dans l'économie, et finit par déranger si gravement la santé des enfants.

En décrivant le *prurit de dentition*, je crois avoir satisfait à la première condition.

En formulant le *sirop de dentition*, dont je vais parler ci-après, j'ai la confiance d'avoir comblé une lacune que la médecine déplorait depuis longtemps.

CHAPITRE V.

DU SIROP DE DENTITION.

Lorsque j'eus l'honneur d'être appelé, i y a plusieurs années, à recueillir la succession de mon père, en qualité de médecin-dentiste à l'hospice des Enfants-Trouvés, je conçus dès lors le projet d'ajouter à ses nombreux travaux techniques, un complément que je jugeais nécessaire à la pratique de notre art.

Spécialement livré à l'étude des phases de la *seconde* dentition, mon père avait écrit, sur ces matières peu ou mal connues, deux ouvrages pleins de faits intéressants et de savantes observations (1) ; j'entrepris d'achever son œuvre en combattant les préjugés accrédités dans la question de l'évolution des premières

(1) *Traité de la seconde dentition. Méthode naturelle de diriger la seconde dentition.*

dents, et en dissipant l'obscurité dont ce travail était resté enveloppé jusqu'à ce jour.

Le ministère que j'exerce présentement à l'hospice des Orphelins, et les études que j'avais faites dans le cours de nos fonctions antérieures à l'hospice des Enfants malades, me mettaient mieux que tout autre sur la voie de la vérité. Je commençai par acquérir la conviction que les dents ne procèdent point à leur sortie en perçant spontanément les gencives, ainsi que je l'ai démontré ci-dessus (voy. le chapitre de l'*Anatomie*). Une fois en possession de cette vérité, et bien assuré que les maladies liées à la première dentition ne prennent point leur source dans ce prétendu percement dont j'avais reconnu la chimère, je ne me sentis que plus impatient d'en pénétrer la véritable cause. D'observation en observation, je fus conduit à l'attribuer, comme je l'ai dit, à une sorte de démangeaison ou plutôt de prurit particulier qui envahit les mâchoires d'un grand nombre d'enfants sous l'empire du travail des premières dents.

Cette présomption ne tarda pas à se convertir en certitude. L'origine du mal étant découverte, ce n'était que la moitié de la tâche : il restait à trouver le remède.

Je le cherchai d'abord dans les moyens dic-
tés, en apparence, par l'instinct même de la
nature. J'ai déjà fait remarquer que la plupart
des enfants aux prises avec les phénomènes
de la première dentition portent les doigts à
leurs gencives qu'ils frottent comme par un besoin impérieux, et que les animaux dont l'âge
correspond à cette époque de la vie humaine recherchent avidement les corps durs pour les soumettre à l'action de leurs mâchoires. Partant de
ces deux faits, évidemment dérivés du même
principe, j'essayai primitivement des frictions
pratiquées méthodiquement sur les gencives, soit
par l'intermédiaire des doigts, soit à l'aide de diverses substances solides, telles que l'ivoire, le
bois ou le métal sous forme de hochet, les racines
de guimauve, de réglisse, etc. Les résultats don-
nèrent un démenti formel à mes conjectures. L'intervention de ces agents, ainsi mis en œuvre,
n'aboutissait qu'à faire succéder au prurit de dentition une inflammation très douloureuse de la
membrane buccale. J'en conclus que le frottement
que l'enfant fait subir à sa gencive part de la même
cause et engendre le même effet que l'action de
gratter une plaie ou un bouton, action instinctivement produite par le sentiment d'une démangeai-

son, mais qui pourtant l'irrite au lieu de la calmer.

Déçu de ce côté, j'eus recours aux émollients administrés soit en topiques, soit en frictions. J'étudiai tour à tour l'usage de la décoction de racine de guimauve, des mucilages de graine de lin, des figues grasses bouillies dans du lait, de la gomme arabique unie au miel. J'empruntai même à la médication d'autrefois certaines recettes tombées en désuétude, afin de m'éclairer plus complétement. Graisse de poularde et de chapon, cervelle de lièvre, beurre frais, beurre de cacao, miel fin, sirop de violette et de guimauve, huile d'amandes douces, et maintes autres substances, soit mucilagineuses, soit oléagineuses, je les expérimentai toutes à tour de rôle. Il résulta clairement, à mes yeux, de ces essais multipliés, que les émollients, bien que favorables dans quelques cas exceptionnels, sont généralement nuisibles, parce qu'ils tendent à ramollir et à relâcher outre mesure le tissu des gencives, et le prédisposent à un engorgement fluxionnaire, accompagné d'une vive douleur.

Sans me laisser rebuter par ce nouvel échec, je m'adressai aux narcotiques, à la belladone, à l'opium et à ses diverses préparations, employés tantôt à l'extérieur, tantôt à l'intérieur, suivant les prescriptions des différents praticiens. Quelle ne fut pas ma surprise de voir cette médication opérer, sans aucune exception, dans un sens diamétralement inverse de ce que je me croyais en droit d'en attendre ! j'obtins la preuve que l'application des opiacés et des narcotiques, loin d'apaiser l'irritation gengivale, contribue puissamment à en activer les progrès par la congestion qu'ils déterminent dans ces organes (1).

Cette épreuve décisive me fit renoncer sans retour à un traitement aussi dangereux, et je me tournai du côté des acides, sans tenir compte de la répulsion que cette classe de substances inspire généralement aux nouveaux-nés ; je reconnus bientôt non seulement qu'elle a pour effet de fatiguer les voies digestives, mais que cet inconvénient grave n'est compensé par aucun avantage de quelque importance.

Néanmoins la pratique m'ayant démontré que les frictions sèches, les émollients et les acides, quoique impuissants ou défavorables dans la ma-

(1) Ai-je besoin d'une autre réponse vis-à-vis de ceux de mes détracteurs qui imputent à la présence de l'opium le calme que le *sirop de dentition* procure aux enfants ? S'ils croient le fait exact, pourquoi s'en tenir à des accusations dénuées de preuve, quand l'analyse chimique leur offre les moyens de se convaincre du contraire, s'ils ont quelque instruction.

jorité des cas, ne laissaient pas de soulager certains malades, j'en pris texte pour hasarder de les fondre en un traitement composé, à l'exclusion des narcotiques dont l'action s'était montrée invariablement pernicieuse. Cette tentative ne fut pas plus heureuse que ses aînées. Elle ne réussit qu'à m'éclairer sur l'inanité de tous les médicaments préconisés jusqu'à ce jour.

Je m'étais promis de ne reculer devant aucune expérience. Je consultai jusqu'aux procédés accrédités par la routine et l'empirisme ; je fis l'épreuve des colliers d'ivoire, de racine de pivoine et de valériane, dits *anticonvulsifs* : même insuccès. Toutefois je ne veux pas dissimuler que, chez les sujets très légèrement affectés du prurit de dentition, ces colliers apportent quelque soulagement, en dérivant vers la région du cou la faible irritation fixée sur les gencives ; mais dans les cas un peu sérieux, leur efficacité est absolument nulle.

Les vésicatoires posés derrière les oreilles sont visiblement plus salutaires ; malheureusement c'est un remède qui pèche par sa propre incommodité, par l'influence fâcheuse qu'il exerce parfois sur les organes de la vue, enfin par les accidents qu'il provoque chez certains enfants doués d'une grande sensibilité nerveuse.

Les sangsues seraient d'un notable secours, particulièrement à l'égard des organisations sanguines, si le bien-être qu'elles procurent n'était point passager. D'ailleurs on comprend quelle réserve et quelle circonspection la médecine doit s'imposer dans l'application d'un moyen aussi énergique.

Les purgatifs sont moins à craindre, mais leur action sur l'éréthisme gengival n'est pas de longue durée.

La *poudre de Carignan* n'agit qu'à la manière d'un dérivatif; si elle dissipe l'excitation des gencives, c'est au détriment des organes de la digestion : le mal ne fait que changer de place, et le danger n'est pas moins grand. Notons, en outre, que la *poudre de Carignan* n'a pas toujours sur les convulsions l'influence que l'on s'en promet.

J'ai, comme on l'a vu, fait l'inventaire des préservatifs et des antidotes en usage contre les maux qui accompagnent l'éruption des dents de lait, et j'ai puisé, dans cet examen approfondi, la ferme persuasion qu'aucun d'eux ne répond à sa destination, parce qu'aucun d'eux n'est basé sur une connaissance exacte et raisonnée des principes et des phénomènes de l'odontocie (1). A quoi se

____

(1) Sortie des dents.

bornent-ils, en effet ? A combattre l'inflammation des membranes de la bouche, qui n'est, après tout, qu'un symptôme consécutif du prurit de dentition. Mais s'attaquer au prurit même, cause première de ce désordre et de tous ceux qui viennent à sa suite, mettre obstacle, dès le principe, au développement de ce prurit, n'est-ce pas tarir la source du mal et de tous les accidents qui en découlent? Tel est l'axiome auquel aboutirent mes études. Le problème consistait donc à trouver un topique spécial à cette affection essentiellement nerveuse, et c'est de ce côté que se dirigèrent dès lors mes recherches.

J'épargne au lecteur le détail de mes expériences; qu'il lui suffise de savoir qu'à force d'essais et de tâtonnements, je finis par obtenir un composé doué de la triple propriété adoucissante, rafraîchissante et sédative, d'où dépendait la solution du problème. Cette mixture, que j'ai nommée *sirop de dentition*, et dans laquelle entre une confection de miel et de safran, a pour base le suc d'un fruit qui jouit au suprême degré du privilége d'étancher la soif, en raison de l'action toute spéciale qu'il exerce *directement* sur la muqueuse de la bouche ; car c'est un fait acquis à la physiologie, que la soif n'est souvent qu'un effet nerveux plutôt qu'un besoin réel, et qu'il ne suffit pas toujours de boire pour se désaltérer. C'est ainsi que l'excitation produite sur la membrane buccale par le prurit de dentition développe parfois chez l'enfant une appétence inextinguible de boisson, phénomène comparable à celui qui se produit dans l'affection du *prurigo*, où le patient, en proie à une démangeaison continue, est invinciblement poussé à se gratter sans relâche, bien que l'expérience lui apprenne qu'il n'a point de soulagement à en espérer.

On sait que cette dernière maladie, souvent mortelle, loin de céder à l'application des émollients, des narcotiques ou des corps gras, semble au contraire y puiser un nouvel aliment, et qu'elle a défié jusqu'à présent toutes les ressources de l'art.

Il en était de même du prurit de dentition, avec cette différence toutefois, que la science ne songeait pas même à la combattre, son existence paraissant ignorée ou sans importance. L'objet du sirop de dentition est de remédier à cette lacune, et l'expérience que j'en ai faite m'autorise à ne conserver aucun doute sur son efficacité.

En effet, j'ai vu des enfants réduits, par les

tourments de l'éréthisme gengival, au dernier degré du dépérissement, renaître en peu de jours à la vie et à la santé, sous l'unique influence de frictions locales pratiquées à l'aide de ce topique. Cet avantage est d'autant plus précieux qu'il dispense de surcharger l'estomac de ces faibles créatures d'une surabondance de liquides, car le sirop de dentition apaise comme par magie la soif ardente qui les dévore (1). Je pourrais remplir un volume de tous les documents que je possède, et qui attestent ce que j'avance; je me bornerai à citer quelques faits suffisants pour convaincre tout juge impartial.

Le sirop de dentition a été appliqué sur une vaste échelle et avec un succès constant, à l'hospice des Enfants-Trouvés et des Orphelins de Paris.

Il est en usage dans plusieurs crèches, et notamment dans celle de Passy, dont l'honorable et savant docteur Deschamps est un des plus fermes soutiens.

Ce praticien a eu l'occasion d'en recueillir des

______

(1) Le sirop de dentition n'a donc point pour objet de faire pousser les dents, ainsi que certains individus ont cherché à l'insinuer malicieusement, mais bien de soustraire les enfants à une excitation névralgique pernicieuse.

fruits auxquels, il le déclare en toute loyauté, il était d'abord loin de s'attendre. Qu'on me permette d'en citer seulement un exemple.

Une femme de Passy avait eu le malheur de perdre successivement chacun de ses enfants enlevé par les convulsions, effet trop ordinaire de la première dentition. Il ne lui restait plus qu'une petite fille, destinée, suivant toute apparence, à ne pas leur survivre, car déjà les convulsions s'étaient déclarées à plusieurs reprises, et son épuisement la rendait incapable de résister plus longtemps aux crises dont la violence redoublait tous les jours. Percluse de tous ses membres, alternativement privée de la vue et de l'ouïe, réduite à un état voisin de l'insensibilité, elle ne laissait plus la moindre lueur d'espoir. Dans cette extrémité, et jugeant désormais toutes les ressources de l'art impuissantes, le docteur Deschamps prescrivit, en dernier recours, les frictions gengivales au moyen du sirop de dentition; il eut la satisfaction de voir les convulsions disparaître instantanément pour ne plus se reproduire, et l'enfant, rendu comme par miracle à la vie, recouvrant peu à peu l'usage de ses organes et de ses facultés. Ce fut en parfait état de santé qu'il me fut amené, de la part du docteur Deschamps, par la mère elle-même, dont la reconnaissance ne savait en quels termes s'épancher.

Ce n'est point d'ailleurs la seule observation du même genre que le docteur Deschamps ait eu occasion de constater dans sa pratique.

Le docteur Blache, médecin des enfants de la famille d'Orléans et attaché à l'hospice des Enfants malades, est tellement convaincu de l'excellence de cette préparation, qu'il ne manque jamais de prescrire les frictions sirupeuses dans les cas de dentition difficile, et M. Blache est un des praticiens les plus versés et le plus généralement consultés dans les maladies de l'enfance.

Le docteur Trastour, un des premiers médecins de Montaigu, membre du conseil général de son département, use de la confiance qu'inspirent ses talents et du crédit que sa position lui donne, pour populariser l'emploi de ce dentifrice, dont il a éprouvé les bons effets.

Le docteur Cabarrus, éclairé par les services que ce topique a rendus à son petit-fils, en butte aux souffrances de la première dentition, en recommande impérieusement l'usage dans sa nombreuse clientèle.

Le docteur Barthez, médecin des hôpitaux, auteur d'un des traités les plus complets que nous

possédions sur les maladies de l'enfance, ne dé-
daigne pas, d'après les explications que je lui ai
fournies, d'en expérimenter les effets.

Le docteur Kauffmann, médecin justement
estimé, après avoir accueilli avec une extrême
défiance les premières communications que je lui
fis concernant les propriétés du sirop de dentition,
a fini par se ranger parmi ses plus fervents propa-
gateurs : l'expérience l'a converti. Le docteur
Kauffmann réside et exerce à Montmartre, sorte
de colonie d'enfants en sevrage et en convalescence, transplantés de Paris dans cette localité, par
le motif que l'air y est plus sain et le lait de meilleure qualité que dans l'enceinte de la capitale.
Il était donc dans une excellente position pour faire
en grand l'épreuve de ce procédé et pour en appré-
cier les avantages.

Le docteur Daudy, chirurgien-dentiste exerçant à
Limoges avec autant de conscience que de distinction, fit tout exprès le voyage de Paris, à dessein
d'approfondir le mérite de ce dentifrice, qu'il ne
connaissait que par ouï-dire. Il repartit complétement édifié sur ses bons effets, et s'attacha
constamment depuis lors, à le préconiser et à le
répandre, non seulement dans sa ville natale, mais
encore dans les départements limitrophes.

En résumé, je suis à même de témoigner, par preuves écrites, que le plus grand nombre des médecins français et étrangers, et notamment ceux de Lyon, de Bordeaux, de Francfort, de Madrid, de New-York, ont reconnu l'efficacité du sirop de dentition, et lui ont donné la sanction de leur patronage, en l'inscrivant en première ligne dans leur code de médication des enfants.

Mais, va-t-on me dire, pourquoi, puisque tels sont l'importance et le prix que vous attachez à votre découverte, ne pas l'avoir soumise à l'examen de l'Académie de médecine, dont l'approbation eût été d'un si grand poids en pareille matière?

Voici les considérations qui m'ont conseillé de m'en abstenir.

L'Académie m'a, je me plais à le reconnaître, accordé en plusieurs circonstances des preuves de sympathie qui m'honorent. Mais, cependant, je ne puis oublier que j'ai adressé depuis plusieurs années, à ce corps savant, diverses communications qui ne sont pas encore sorties de la poussière de ses cartons. Il s'en trouvait une, entre autres, qui ne laissait pas de présenter un assez puissant intérêt : il s'agissait d'un procédé nouveau, destiné à simplifier très avantageusement, pour les enfants, l'opération si pénible du redressement des dents mál rangées. Il y a six ans de cela : le rapport est encore à venir (1).

Est-ce à dire que j'accuse de négligence l'Académie de médecine? Non, certes. Je rends hommage à la bienveillance des hommes distingués qui siégent dans son sein, et dont plusieurs me font l'honneur de me compter parmi leurs amis; mais je sais que leurs forces ne répondent pas toujours à leur bonne volonté, que leur activité se trouve trop souvent débordée par les flots de mémoires qui ne cessent d'inonder leur tribune, et j'ai dû craindre que ma découverte ne restât encore long-temps inconnue.

Le sirop de dentition, destiné à combattre un fléau malheureusement trop répandu et dont les funestes effets font tous les jours de nouvelles victimes, est un de ces moyens qu'on ne saurait propager trop vite dans l'intérêt de l'humanité. Voilà pourquoi j'ai pris, pour faire parvenir le fruit de mes études aux gens du monde, qu'il

(1) J'ai en outre adressé, depuis quatre ans, à l'Académie de médecine, plusieurs communications indiquant les moyens propres à prévenir les accidents occasionnés par les vapeurs d'éther et de chloroforme mal administrées; n'entendant pas parler de ces travaux, je fus obligé, pour les faire connaître, de publier ma Méthode d'éthérisation.

intéresse à un si haut degré, la voie la plus directe et la plus courte, au lieu de m'engager dans un chemin de traverse dont on ne peut être sûr de trouver promptement l'issue.

A ces motifs impérieux il s'en joint d'autres d'une nature différente. J'ai toujours observé que dès qu'un procédé nouveau est livré à la publicité, il est d'usage que la malveillance le décrie ou que l'envie en revendique la priorité. Je sais que mon silence ne me garantit point des attaques de la première, mais il me sert au moins d'égide contre la mauvaise foi de la seconde. Le sirop de dentition est apprécié par des hommes honorables et compétents, il jouit de la confiance des mères de famille; c'est une récompense assez flatteuse et assez douce pour suffire, quant à présent, à l'amour-propre de l'auteur.

CHAPITRE VI.

Le moment est venu de tracer avec quelque détail la monographie des diverses affections qui affligent l'enfance, à l'époque des premières dents, et de montrer comment le prurit de dentition devient généralement la cause première de leur développement. Nous allons procéder à ce travail, dont nous rendrons l'utilité tout à fait pratique en indiquant, chemin faisant, le traitement que nous avons reconnu le plus efficace à l'égard de chacune de ces maladies.

Considérant, non pas arbitrairement et sans preuves, mais par suite d'observations multipliées, l'excitation produite par le prurit de dentition comme la source de tous les maux qui accompagnent l'éruption dentaire, nous plaçons en première ligne, parmi les conditions de guérison, celle de faire tout d'abord disparaître cette démangeaison. C'est pourquoi nous devons, afin d'éviter de fastidieuses répétitions, constater une fois pour toutes ce principe invariable :

Aussi souvent qu'on pourra soupçonner la dentition d'être la cause d'un trouble quelconque dans l'économie, il faudra diriger spécialement son attention sur les mâchoires en travail; car le foyer du mal est là. C'est donc là qu'il s'agit d'apporter un prompt remède, les dérangements scondaires n'exigeant point une médication immédiate et précipitée.

En effet, on aura fréquemment l'occasion de reconnaître que ces symptômes se dissiperont le plus souvent avec la cause qui les fit naître et qui les entretient, sans qu'il soit nécessaire de les combattre directement. C'est un fait qu'on observe, d'ailleurs, non seulement chez l'enfant à la mamelle, mais encore chez l'homme fait. Ne voit-on pas l'individu le plus robuste, complétement anéanti par une douleur odontalgique, recouvrer subitement, en cessant de souffrir, son bien-être et ses facultés? Comment, en face d'un pareil exemple, ne pas admettre que la disparition d'une sensation du même genre ne puisse avoir, chez le nouveau-né, des résultats de même nature?

Cependant il peut arriver que l'excitation dentaire ait, soit par sa durée, soit par sa violence, porté profondément son action délétère sur l'économie et déterminé des altérations organiques d'une certaine gravité : dans ce cas, il est nécessaire de recourir au traitement direct des organes affectés, mais on sera frappé de la facilité avec laquelle on triomphera de ces accidents consécutifs, dès qu'on sera parvenu à combattre avec succès le prurit de dentition. C'est précisément pour arriver à ce résultat qu'a été formulé par moi le sirop de dentition, et je crois avoir démontré dans le chapitre précédent que ce topique remplit parfaitement son but.

MALADIES DE LA DENTITION.

Notons avant tout que l'on attribue généralement à la dentition toutes les maladies auxquelles l'humanité est sujette durant les deux premières années de l'existence; c'est à tort. Il est constant qu'un grand nombre des affections organiques qui se manifestent à cet âge ne tirent point leur origine de l'odontogénie; seulement on ne saurait méconnaître que le travail laborieux et compliqué de la dentition contribue puissamment soit à favoriser le développement de la plupart d'entre elles, soit à augmenter leur intensité. On s'en explique aisément la cause si l'on considère que, durant la période du premier âge, les mâchoires ont à pourvoir à l'alimentation combinée de deux générations de dents, à savoir :

Primo, les vingt dents temporaires, dites *dents de lait*.

Secundo, les germes des trente-deux permanentes, dites *de sept ans*, destinées à leur succéder.

En tout cinquante-deux dents, dont la présence et l'activité simultanées exercent sur l'organisme une influence très marquée.

Indépendamment de l'action indirecte de la dentition sur les maladies qui surviennent au moment où elle s'effectue, il est évident qu'elle donne elle-même naissance à certains accidents, puisqu'on les voit commencer avec le développement des dents et cesser avec leur sortie.

Ces accidents sont ou locaux et placés dans les organes maxillaires, ou sympathiques et plus ou moins éloignés du foyer de la fermentation dentaire. Les accidents locaux précèdent, suivant la règle ordinaire, les accidents généraux : nous allons les suivre dans l'ordre où ils se développent habituellement.

DU PRURIT DE DENTITION.

Le prurit de dentition, dont nous avons déjà spécialement traité, consiste, nous l'avons dit, en une sorte de démangeaison ou de chatouillement particulier qui se manifeste dans la région gengivale. C'est le premier indice d'une dentition pénible et difficile. Cette sensation porte l'enfant à introduire fréquemment ses doigts dans sa bouche et à se frotter les gencives. Ce manége finit même par devenir chez lui un besoin dominant.

Le prurit agit quelquefois assez faiblement pour que ses effets se bornent à causer au nourrisson une agitation qui trouble ses digestions et son sommeil. C'est ce qui arrive en général au début de la maladie. Mais si le prurit croît en intensité, ou bien encore s'il affecte un enfant doué d'une vive sensibilité nerveuse, il ne tarde pas à devenir le principe d'une foule d'affections diverses.

En effet, ce premier symptôme est très souvent suivi, lorsqu'on n'y apporte point un prompt remède, d'un autre accident non moins sérieux : je veux parler de la salivation. Aussi est-il utile de prévenir son apparition en combattant le prurit de dentition aussitôt qu'un enfant paraît en être tourmenté. On parviendra sans peine à le vaincre en pratiquant tout simplement des frictions sur les gencives à l'aide du sirop de dentition.

DE LA SALIVATION.

La salivation est évidemment produite par l'excitation des membranes buccales, et consécutivement par celle des glandes salivaires.

On considère généralement la salivation comme un écoulement favorable à la sortie des dents; on s'imagine que ce flux de liquide qui vient baigner la bouche sert à attendrir les gencives et donner aux dents plus de facilité pour les *percer*. Erreur grossière et dont les études que nous venons de faire ensemble ne permettent plus d'être complice. Nous n'ignorons plus, en effet, que les dents ne *percent* nullement les gencives, mais qu'elles se montrent à la suite de l'œuvre de destruction accomplie par le sac muqueux dentaire passant à l'état fongueux, et absorbant tout ce qui pourrait faire obstacle à leur sortie. Ce prétendu ramollissement du tissu gengival serait donc, on le voit, sans objet; d'où il suit que nous ne devons point envisager la sécrétion surabondante de salive comme un bienfait de la nature, mais bien comme le résultat d'un état maladif provoqué par l'excitation des membranes de la bouche.

Ce n'est pas, au reste, la seule idée fausse accréditée en médecine concernant la salivation. N'a-t-on pas autrefois considéré la sécrétion salivaire comme une des circonstances les plus efficaces du traitement mercuriel? Ne lui a-t-on pas attribué une part essentielle dans la cure de la syphilis? Cependant on est revenu de ce principe erroné, et l'on met aujourd'hui autant d'importance à s'opposer à cette excrétion anormale qu'on en mettait jadis à la seconder.

Je ne conteste point que la salivation ne soit un correctif pour l'irritation des membranes de la bouche : aussi me garderai-je bien de prétendre qu'il faille la supprimer brusquement en agissant par voie directe sur les conduits excréteurs des glandes salivaires, ce qui ne manquerait pas de déterminer un engorgement dangereux ; mais j'insiste pour qu'on s'attache à détruire la cause de la salivation, qui réside dans l'éréthisme des membranes mentionnées ci-dessus.

Cette supersécrétion de la salive observée chez certains enfants à l'époque de la dentition est un phénomène dont aucun physiologiste n'avait donné, jusqu'à ce jour, l'explication. La raison, c'est que personne n'avait encore prêté au prurit de dentition une attention assez sérieuse. C'est évidemment dans ce phénomène que la salivation prend sa source. Ne sait-on pas que le moindre chatouillement qui se fait sentir dans la bouche, la plus faible titillation, le plus léger attouchement, la présence du plus petit corps étranger au sein de cette cavité, suffit pour provoquer à l'instant même une sécrétion de salive plus abondante? Pourquoi le prurit de dentition ne produirait-il pas les mêmes résultats? Tout enfant chez lequel la salivation surabonde est indubitablement en proie à ce prurit, et l'excitation causée par celui-ci n'a pas plutôt disparu que cet écoulement irrégulier s'arrête spontanément sans accident ni métastase.

Les mêmes frictions gengivales sont donc parfaitement indiquées dans ce nouveau cas. Elles ont en outre l'avantage, que j'ai déjà signalé ailleurs, d'apaiser instantanément la soif inextinguible dont l'enfant est ordinairement dévoré sous l'influence d'une dentition difficile, sans qu'il soit nécessaire de le gorger d'une quantité de liquide dont l'excès surcharge, fatigue l'estomac et détermine une diarrhée très souvent funeste.

DE LA PLÉNITUDE D'ESTOMAC.

Quand la sécrétion salivaire s'est prolongée longtemps et avec abondance, l'estomac se trouve
embarrassé par un amas de mucosités et de sa-
burres, car les enfants ne crachent pas; l'accumu-
lation de ces matières trouble souvent les fonctions
digestives, l'intervention d'un vomitif est alors
nécessaire.

DE LA SUPERSÉCRÉTION D'URINE.

Il arrive encore fréquemment, à l'époque de la
dentition, que la sécrétion urinaire est considéra-
blement augmentée. Comment ne pas attribuer ce
phénomène à l'action sympathique du travail des
dents, lorsqu'on observe que cette évacuation reprend son cours normal aussitôt que le prurit a
cessé et que les dents ont effectué leur sortie? Il
est certain que ces supersécrétions ne favorisent
nullement l'éruption dentaire, car les enfants dont
la dentition s'opère facilement n'éprouvent aucun
phénomène de ce genre; il en faut chercher la cause
dans un état maladif, dans une surexcitation particulière qu'il importe de combattre, autant que
possible, dès son début. Prise à temps, l'excitation
buccale n'offre rien de sérieux; mais il est dan-

gereux d'attendre, pour y obvier, qu'elle ait pris un caractère plus grave. Il est vrai que, chez quelques organisations privilégiées, les accidents de la dentition se bornent à ces premiers symptômes, peu alarmants dans l'origine; mais chez la majorité des sujets, d'autres désordres ne se font guère attendre. Bientôt la salivation diminue, les glandes s'engorgent; de silencieux qu'il était d'abord, l'enfant devient morose, abattu, puis maussade, impatient, colère : il pousse des cris saccadés, se rejette en arrière, presse avec fureur entre ses mâchoires tous les objets qui se trouvent à sa portée, exerce sa mauvaise humeur sur tout ce qui l'approche, sur la personne qui le tient dans ses bras; enfin il ne repose plus ni jour ni nuit; de temps en temps il est surpris par des mouvements spasmodiques, et il n'est pas rare alors de le voir en proie à des convulsions qui se déclarent spontanément.

DE LA FIÈVRE DE DENTITION.

Souvent l'excitation prend un accroissement rapide; l'inflammation se déclare, le tissu gengival se tend, se dessèche, contracte une teinte d'un rouge violet, d'un aspect luisant, et devient le siége d'une douleur tellement intense, que le petit malade ne fait presque pas trêve à ses plaintes. A dater de ce moment, il ne supporte plus la présence d'un doigt étranger dans sa bouche et se garde bien d'y porter lui-même les siens. Son visage s'empourpre, se tuméfie ; sa bouche est sèche et brûlante ; une soif ardente le consume ; la fièvre s'empare de lui : elle est tantôt continue, tantôt intermittente, mais toujours fort irrégulière ; à l'accablement succède, par intervalles, une agitation des plus vives. Cet état se nomme *fièvre de dentition*.

Le traitement commence à devenir plus compliqué.

Il consiste à enduire de temps à autre les gencives de sirop de dentition , non plus avec les doigts, dont l'enfant ne peut endurer le contact, mais avec un pinceau de blaireau ; le ventre sera tenu libre par des lavements laxatifs, et même, en certaines circonstances, par un purgatif doux, tel que le sirop de chicorée ou quelque autre médicament analogue.

Pour ce qui concerne les boissons, inutile d'en administrer une autre que le lait de la nourrice ; seulement on aura soin, chaque fois que l'enfant aura pris le sein , de lui faire boire une cuillerée d'eau sucrée afin de rendre le lait plus digestible.

Si le sujet est sevré, on le réduira à une alimén-
tation très légère : de petites soupes maigres et
liquides, c'est tout ce qu'on peut lui permettre ;
d'ailleurs il n'a pas faim. Est-il sanguin, il faut
lui tremper deux fois par jour et alternativement
les pieds et les mains dans un bain chaud modé-
rément sinapisé. On pourrait, au besoin, poser
une ou deux sangsues derrière les oreilles.

Dans l'hypothèse où le gonflement des gencives
résisterait à l'emploi de ces moyens curatifs, il
faudrait recourir à un procédé conseillé par un
grand nombre de praticiens et que M. Trousseau
proscrit d'une manière trop absolue, à l'incision
des gencives : « Cette opération, dit-il, ne calme
» quelquefois la douleur et les accidents nerveux
» qu'en agissant à la manière des scarifications qui
» dégorgent des parties enflammées.»

Cela est vrai, et, par conséquent, cela peut être
quelquefois fort utile.

Ce praticien fait, d'ailleurs, très judicieuse-
ment observer que l'incision des gencives ne saurait être comparée au débridement d'une aponé-
vrose étranglant le collet d'une hernie ou des
parties sous-jacentes tuméfiées ; car si cette
opération était un véritable débridement dans
le sens où on l'entend d'ordinaire en chirurgie, la

plaie pratiquée au niveau de la dent demeurerait
béante et permettrait de voir et de sentir au fond
la couronne dégagée désormais de tout obstacle :
« Il n'en est pas ainsi, ajoute le docteur Trousseau ;
» les incisions restent linéaires, leurs bords ne
» s'écartent point et se réunissent d'ordinaire après
» quelques heures par première intention. »

M. Guersant raisonne dans le même sens, et,
bien loin d'être convaincu que l'incision des gencives ait jamais sauvé la vie à aucun enfant, il a
fait plusieurs fois cette opération sans en obtenir un très grand bien. Tout en partageant l'o-
pinion de ces savants, sur ce point essentiel que
l'incision des gencives n'a nul effet sur la sortie
des dents, car, lorsqu'on la pratique, les dents
sont souvent encore profondément cachées dans
le sein des alvéoles, je recommande dans certaines
conjonctures cette opération comme moyen d'opérer un dégorgement salutaire, propre à prévenir
divers accidents, et particulièrement la congestion
cérébrale. Elle est indiquée dans les cas de somnolence, de gonflement et de rougeur intense de
la face.

Les accidents étant dissipés, il est essentiel,
pour prévenir une rechute, de frictionner matin

et soir les gencives, conformément au procédé que j'ai indiqué.

DES APHTHES BÉNINS.

A la suite de l'excitation des membranes de la bouche, il arrive assez souvent que cette cavité est envahie soit dans son entier, soit dans certaines de ses parties, par de petits boutons blanchâtres, fort douloureux au toucher : ils portent le nom d'*aphthes bénins*. Leur présence a pour effet de rendre l'enfant triste, maussade, et d'exciter ses cris par la sensibilité de la déglutition. Si l'on n'y prend garde au début, l'éruption court risque de se propager et de prendre le caractère d'une maladie aphtheuse dont la cure devient longue et difficile ; on en préviendra l'explosion en faisant suivre non seulement au nourrisson, mais même à sa nourrice, un régime adoucissant. On les abreuvera tous les deux de petit-lait dans lequel on aura fait fondre du miel ; puis, après quelques jours de ce traitement, on reviendra au régime fortifiant.

On aura soin de toucher les aphthes avec l'acide acéteux, qui possède dans ce cas une propriété spécifique ; on les cautérisera encore avec du ni-

trate d'argent ou bien avec du chlorure de chaux
en poudre, et la guérison ne tardera pas à s'opérer.
J'ai obtenu aussi de très bons effets du sirop de
dentition, dont j'enduis la bouche avec un pinceau.

DES PLAQUES COUENNEUSES.

Les plaques couenneuses procèdent de la même
cause que les aphthes, et commandent un traitement identique, sauf addition d'une mixture de
miel rosat et d'alun que l'on applique également
avec un pinceau sur les parties attaquées. Lorsque ces plaques affectent les parois internes des
joues, elles se propagent rapidement aux parties
voisines ; les plaques couenneuses, de même que
les aphthes bénins, sont contagieuses : c'est un fait
que j'ai eu fréquemment l'occasion d'observer à
l'hospice des orphelins. Dans le but d'empêcher
un contact pernicieux, j'ai imaginé de couvrir les
parties malades avec de la ouate ou de la charpie
trempée dans un mélange d'eau d'orge, de miel et
d'alun, ce qui les isole des gencives et les guérit. La
cautérisation avec le nitrate d'argent est encore ici
indiquée. Une précaution que je recommande
expressément, c'est de ne point laisser des enfants
sains porter à leur bouche des objets mordus par

des enfants infectés ; il faut aussi veiller à ce que le lait de la nourrice soit de bonne qualité, ou que la nourriture donnée à l'enfant soit bien choisie.

DU MUGUET.

Le muguet est certainement une des affections enfantées, la plupart du temps, par le prurit de dentition. Toutefois elle peut aussi provenir d'une alimentation vicieuse. Dans ce dernier cas, il importe, avant tout, de recourir au lait d'une bonne nourrice.

Combattre le prurit des gencives, tenir l'enfant dans une atmosphère pure et sèche, toucher les parties malades avec un mélange d'acide muriatique et de miel rosat, tel est le traitement auquel le muguet cède généralement avec facilité. Si l'enfant est sevré, on ne lui donnera que de bon lait de vache coupé avec du lait d'amandes, de l'eau d'orge, ou quelque chose d'analogue.

Dans tous les cas, il est prudent, dès qu'un accident se déclare, de prendre les conseils du médecin habituel de l'enfant, afin qu'il fasse subir au traitement indiqué les modifications commandées par la constitution du sujet.

CHAPITRE VII.

DES MALADIES SYMPATHIQUES PROVENANT DE LA DENTITION DIFFICILE.

Il n'est pas rare de voir le prurit de dentition, au lieu de porter directement son action sur les membranes de la bouche, déterminer sympathiquement différentes affections graves, dont le siége est plus ou moins éloigné de ces organes. Ainsi, les achores ou croûtes laiteuses, les éruptions cutanées de plusieurs espèces, les ophthalmies, les irritations et même les inflammations des organes respiratoires ou digestifs, enfin les convulsions, constituent autant de phénomènes dont la cause première réside manifestement dans les mâchoires en travail. En effet, toutes ces maladies s'évanouissent aussitôt que la totalité des dents de lait est en ligne, ou que l'éréthisme buccal a disparu. Voilà pourquoi j'attache une si grande importance à me rendre maître du prurit de dentition dès l'instant où il se déclare.

Si les maladies que je viens de signaler présentent souvent un caractère de ténacité remarquable, bien qu'elles ne paraissent pas avoir poussé de profondes racines dans l'économie, cela tient à ce qu'elles dérivent d'une cause dont on a négligé jusqu'ici de tenir compte. Je ne saurais donc trop le répéter, il est de première nécessité, tout en opposant à chaque affection consécutive, le traitement qui lui est propre, de tarir la source où ces accidents ont puisé leur existence et leur activité; à défaut de ce sôin, il advient le plus souvent qu'on ne réussit à les amender un moment que pour les voir bientôt renaître avec un redoublement d'intensité, sous une nouvelle forme, ou bien il s'opère une métastase qui n'est pas moins dangereuse : ainsi, par exemple, la suppression violente des écoulements du cuir chevelu n'aboutit, en général, qu'à les répercuter sur les diverses parties du corps, et notamment, vers la région des yeux ou des oreilles, ou bien elle provoque des engorgements fâcheux. En effet, la cause excitante, survivant à la disparition momentanée d'un symptôme consécutif, réagit sur d'autres organes, et donne naissance à de nouveaux émonctoires.

DES ACHORES OU CROUTES LAITEUSES.

Les achores sont souvent un effet secondaire de l'excitation gengivale, dont l'action sympathique s'est portée sur la peau. Ils attaquent plus particulièrement les enfants encore à la mamelle, et se dissipent, pour l'ordinaire, d'eux-mêmes lorsque l'éruption des dents touche à sa fin.

Le propre de cette affection est de donner naissance à des croûtes de couleur jaunâtre qui envahissent la peau du front ou celle des joues, et quelquefois même s'étendent sur la face tout entière.

Habituellement cette maladie n'est pas grave, cependant il n'est pas sans exemple de la voir jeter le trouble dans le système lymphatique et déterminer l'engorgement des glandes mésentériques : alors elle peut entraîner la mort du malade.

Notons en passant qu'on remarque chez l'enfant infecté du vice ichoreux une particularité singulière : son urine exhale une odeur analogue à celle de l'urine du chat.

Le traitement de cette affection consiste à combattre l'irritation gengivale ; ce résultat obtenu, on purifiera l'économie à l'aide de la *pensée* ou *jacée*, petite plante qui joue, à l'égard des achores, le rôle d'un véritable spécifique. La ma-

nière d'administrer cet antidote est fort simple :
il s'agit uniquement de faire cuire une poignée des
feuilles de ce végétal dans une tasse de lait ; dès
que le liquide a pris une apparence crémeuse, on
le retire du feu et on le fait boire au malade, en
deux fois dans les vingt-quatre heures. On continue
ce traitement pendant quinze jours.

ÉRUPTION ROUGE.

On observe parfois, à la suite d'une fièvre médiocrement intense, provoquée par l'excitation dentaire, une éruption qui se manifeste à la surface
du corps sous forme de petits boutons rouges assez
semblables à des piqûres de pucerons.

Cette affection n'a, par elle-même, aucune gravité ; qu'on ait soin de calmer le prurit de dentition,
de tenir l'enfant chaudement, de le soumettre à
un régime adoucissant, et elle n'aura pas de suite.
Si elle est susceptible d'engendrer des dangers, ce
n'est que faute d'y porter remède à temps et avec
toute l'attention convenable.

DES OPHTHALMIES, DES IRRITATIONS DES POUMONS, DES BRONCHES, DU LARYNX ET DE LA TRACHÉE-ARTÈRE.

Lorsque la dentition s'effectue avec difficulté,

l'influence sympathique de l'excitation des gencives se fait sentir tantôt sur les yeux, et elle occasionne des ophthalmies, tantôt sur les poumons, et elle devient la source d'une toux plus ou moins intense; quelquefois la répercussion s'opère sur les bronches, le larynx, ou la trachée-artère.

On conçoit que je ne puis préciser ici le traitement qui convient à chacune de ces affections; il varie suivant le développement du mal et le degré de gravité auquel il est arrivé, faute d'avoir été enrayé dès son début. C'est donc au praticien habile à mettre en pratique les moyens dont l'expérience lui a démontré l'efficacité; mais je ferai observer que si ces désordres secondaires résistent maintes fois à l'action des adoucissants, des dérivatifs et des antiphlogistiques recommandés en pareilles circonstances, ils cèdent fort souvent avec une surprenante facilité à la simple influence des frictions gengivales pratiquées avec le sirop de dentition.

J'ai vu, pour ma part, et je vois encore tous les jours des vomissements et des diarrhées opiniâtres s'arrêter comme par magie, dès que le prurit de dentition a cessé. Le même effet se manifeste dans les cas de toux, d'éternuments et de certaines coliques provoquées par le travail des dents.

AFFECTIONS SYMPATHIQUES GRAVES DES ORGANES GASTRO-INTESTINAUX.

Indépendamment de ces irritations sympathiques des membranes muqueuses, on rencontre très fréquemment, à l'époque de la dentition, des affections également sympathiques des organes gastrointestinaux auxquelles un grand nombre d'enfants succombent; elles sont dues à une excitation particulière de ces viscères et non point à de véritables phlegmasies. C'est une remarque déjà faite par M. le professeur Guersant, ainsi que le démontre le passage suivant (1) :

« On observe, dit ce praticien, des vomissements » sans aucun signe de gastrite et des diarrhées » séreuses ou des flux diarrhéiques sans aucune » inflammation de l'intestin.

. » Enfin ces espèces de vomissements sont sou- » vent réunis à la diarrhée séreuse et constituent » une maladie particulière qui a beaucoup d'ana- » logie avec le choléra-morbus. »

IRRITATIONS SYMPATHIQUES DE L'ESTOMAC.

Il y a des cas où l'excitation sympathique se porte

(1) *Dictionnaire des sciences médicales.*

vers l'estomac : alors on voit ces organes se refuser à supporter non seulement les aliments, mais même les mucosités, qui sont rejetées à mesure qu'elles viennent s'accumuler dans son intérieur ; les vomissements sont incessants. La nutrition se trouvant, par suite de ce phénomène morbide, complétement neutralisée, la vie de l'enfant est mise, à défaut d'un prompt remède, dans un danger sérieux.

Il est donc urgent de remonter à la source du mal, en calmant l'irritation des gencives. En outre, on recommande l'usage des cataplasmes émollients sur l'épigastre, des bains tièdes et des boissons adoucissantes avec addition de quelques narcotiques, administrés par quantités minimes. Sans vouloir infirmer l'efficacité de ce traitement, je ne saurais passer sous silence une recette qui m'a très fréquemment réussi : elle consiste à battre un blanc d'œuf dans de l'eau d'amidon édulcorée de sucre, que l'on fait prendre de temps en temps à l'enfant par cuillerées à café ; dans certains cas particuliers, on ajoute à cette potion un atome de laudanum.

On obtient encore d'heureux résultats de l'emploi du magistère de bismuth pris à la dose de 20 à 30 centigrammes par vingt-quatre heures ; on répète durant plusieurs jours ; il est quelquefois nécessaire d'augmenter la proportion de ce médicament.

Il importe d'attacher la plus sérieuse attention au vomissement, car ce symptôme est chez les enfants le début de plusieurs maladies graves du cerveau et des organes abdominaux. Cependant à l'époque de la dentition, le vomissement coïncide fréquemment avec la sortie des dents, preuve nouvelle de l'effet sympathique qu'exerce sur l'estomac l'excitation dentaire, et qui confirme l'observation que nous avons faite ailleurs, que les matricules au sein desquelles les dents prennent naissance et se développent sont des prolongements des membranes de l'estomac.

Ces vomissements, produits par une excitation purement nerveuse, ne sont accompagnés ni de rougeur de la langue, ni de sensibilité dans la région épigastrique. Point d'autre désordre qu'un état persistant d'agitation, d'anxiété, de malaise, et perte plus ou moins absolue d'appétit. Il y a même des cas assez rares où il n'existe pas de fièvre, et où l'enfant conserve sa gaieté habituelle ; ces symptômes morbides ne manquent jamais de disparaître avec l'excitation gengivale. Aussi est-il indispensable de la combattre activement et sans relâche par le moyen que j'ai indiqué.

IRRITATION SYMPATHIQUE DES INTESTINS. — DIARRHÉE.

Lorsque l'excitation sympathique se fixe sur les intestins, il s'établit alors une diarrhée plus ou moins abondante, qui, chez un grand nombre de sujets doués d'une extrême sensibilité nerveuse, ne tarde pas à passer à l'état séreux. La gravité de cette affection n'est pas au-dessous de celle de la précédente; elle affaiblit rapidement les enfants, chez lesquels elle engendre le marasme, l'étisie et la mort.

Telle est l'ignorance qui a présidé bien longtemps à la médication des maladies de la dentition que, faute d'en avoir découvert la véritable cause, l'excitation dentaire, on a considéré, et quelques praticiens considèrent encore la diarrhée comme un excellent dérivatif à opposer aux convulsions; elle a, suivant eux, la propriété de maintenir le système nerveux dans un état de relâchement très favorable à la dentition.

Moi, je soutiens, au contraire, que la diarrhée constitue un état maladif dépendant de l'excitation *nerveuse* des mâchoires en travail, et je n'en veux pas d'autre preuve que l'absence de toute espèce d'inflammation intestinale observée sur les cadavres des enfants morts, à cette époque de la vie, des suites de la diarrhée séreuse.

Permettez à la diarrhée de s'établir, et vous ne savez plus à quel moment vous parviendrez à vous en rendre maître. Or, s'il est vrai qu'une diarrhée légère et dont la durée se borne à un jour peut avoir, comme purgatif, des effets favorables, il n'est pas moins certain que, dès qu'elle se prolonge au delà de vingt-quatre heures et qu'elle prend un certain caractère d'intensité, elle ne constitue rien moins qu'une maladie très positive et à laquelle on ne saurait opposer une trop prompte résistance. En effet, les intestins jouent, dans l'économie, un rôle de la plus haute importance et non moins essentiel à ménager que le rôle du cerveau.

On m'objectera peut-être que la constipation a parfois l'inconvénient de déterminer des convulsions; j'en conviens, mais elles sont d'une nature bénigne et cèdent aisément aux laxatifs; tandis que la diarrhée persévérante dispose à des convulsions mortelles, par suite de l'ébranlement, de l'irritation et de la faiblesse par lesquels elle fait alternativement passer le système nerveux.

Une particularité qui n'échappera point à l'observateur, c'est que les enfants naturellement constipés sont, en général, vifs, ardents, frais, gais et bien portants, tandis que ceux qui sont prédisposés à la diarrhée sont, au contraire, faibles, pâles, maladifs et languissants.

De ce qui précède il résulte que la croyance attribuant à la diarrhée une influence favorable à la dentition se trouve être un préjugé sur lequel il importe de revenir. La diarrhée, de même que la salivation, est le produit de l'excitation dentaire, et elle doit être, au même titre que celle-ci, l'objet de la sollicitude des praticiens.

Mode de traitement : Frictions sirupeuses sur les gencives, boisson d'eau de riz gommée, cataplasmes sur le ventre, lavements amidonnés et quelquefois légèrement opiacés.

Le magistère de bismuth possède encore, en cette circonstance, une vertu spécifique. On pourra recourir à l'emploi de ces moyens, soit isolés, soit combinés, suivant la gravité du cas ; c'est au praticien judicieux et éclairé à juger ce qu'il convient de faire. J'insiste pour que, dès la première manifestation de la maladie, l'homme de l'art soit consulté ; on ne sait pas assez à quelles funestes conséquences peuvent entraîner, en pareille matière, la plus légère négligence, la moindre hésitation.

IRRITATION SYMPATHIQUE SIMULTANÉE DE L'ESTOMAC
ET DES INTESTINS.

Si les vomissements se compliquent de diarrhée, c'est l'indice d'une situation alarmante.

M. Guersant a constaté que l'affection dont nous nous occupons se fait plus particulièrement remarquer chez les enfants à partir du troisième ou du quatrième mois qui suit la naissance, jusqu'à l'achèvement de la première dentition, c'est-à-dire qu'elle se manifeste principalement au moment où le travail des dents s'opère avec le plus d'activité.

Il ajoute qu'on la rencontre sans distinction dans toutes les classes de la société; elle atteint non seulement les enfants mal nourris, mais encore, et plus fréquemment peut-être, *ceux qui ont été sevrés prématurément, ou dont le régime alimentaire n'a pas été convenablement dirigé.*

J'appuie avec intention sur cette phrase, parce qu'elle s'accorde parfaitement avec les idées et les préceptes que j'ai consignés dans le premier chapitre de cet ouvrage (*De l'alimentation*).

A l'observation de M. Guersant j'en ajouterai une autre qui m'est personnelle, et qui a bien sa valeur : c'est que l'irritation sympathique de l'estomac et des intestins se remarque chez les enfants dont la dentition est tardive, et chez lesquels elle s'opère tout à coup d'une manière trop active.

En suivant avec attention le développement de la maladie, voici, période par période, le tableau de sa marche.

Première période : Fièvre légère, intermittente et capricieuse, accompagnée de rougeur et de pâleur alternatives d'une des pommettes; soif ardente; langue sèche et blanchâtre à sa base, bien que conservant sur ses bords la teinte qui lui est naturelle ; l'enfant est triste, abattu, morose, enclin aux plaintes et aux cris. Le flux diarrhéique, extrêmement abondant, séreux, jaunâtre ou verdâtre, affecte l'apparence d'un liquide transparent dans lequel nagent des corpuscules verdâtres. Ces déjections sont tantôt inodores, tantôt fétides. Le ventre est ballonné, sonore ; les éructations sont fréquentes.

Deuxième période : Apparition des vomissements, d'abord séreux et incolores, puis porracés ; quelquefois les vomissements sont remplacés par des nausées accompagnées d'efforts pour vomir :

ces phénomènes sont presque toujours précédés d'une petite toux sèche et bruyante. Les yeux sont cernés, caves, vitreux et présentent quelque chose de morne et d'abattu qui tient des effets de l'ivresse. Le bord des paupières se teint en rouge sanguinolent. Les accès de fièvre se succèdent avec une rapidité plus ou moins grande, mais ils sont toujours remarquables par leur caractère d'irrégularité ; ils sont accompagnés d'une vive rougeur des prunelles.

Troisième période : Les vomissements porracés et les selles, toujours mêlés de sérosités, augmentent d'abord de fréquence, puis ces évacuations ne tardent pas à devenir plus rares à mesure que les forces vont en s'affaiblissant. *La soif semble s'irriter en raison directe de l'abondance des déjections*, effet certain de l'excitation des membranes buccales. L'enfant est en proie à une somnolence qui n'est interrompue que par des gémissements, des pleurs, des doléances, ou par une extrême anxiété ; il aspire à changer de place, il demande qu'on le berce, qu'on lui donne du mouvement. La maigreur du corps et la prostration des forces sont poussées au dernier degré ; des tressaillements convulsifs se manifestent le plus souvent dans les paupières et sur la face.

La voix est faible et cassée ; la figure, décomposée, s'empreint des signes de la vieillesse, les yeux s'éteignent et l'enfant succombe dans un état de marasme profond ou d'agitation excessive, mais en conservant la plupart du temps la conscience de ce qui se passe autour de lui jusqu'à ce qu'il ait rendu le dernier soupir (1).

Une observation qui n'échappera plus au physiologiste, c'est que depuis le début de la maladie l'enfant porte ses doigts à sa bouche, et se frotte les gencives avec une persistance et une opiniâtreté qui redoublent de plus en plus ; à la troisième période cette action devient une véritable frénésie.

La marche de cette affection n'est pas sans présenter des variations essentielles. Quelquefois les vomissements sont séparés les uns des autres par de longs intervalles, symptôme qui du reste doit, en général, être considéré comme favorable. Dans certains cas le flux diarrhéique précède le vomissement de plusieurs jours et parfois même d'une semaine ou davantage. Dans d'autres circonstances le vomissement et la diarrhée surviennent presque simultanément et l'enfant périt

(1) Guersant.

avec tous les symptômes du choléra, dans l'espace de trois ou quatre jours ; on a des exemples de morts survenues au bout de vingt-quatre heures. La plus longue durée de cette maladie n'excède pas un mois ou un mois et demi ; dans ce cas on remarque que le vomissement et la diarrhée disparaissent par intervalles pour renaître plus tard en compagnie des symptômes accessoires.

L'enfant mort de cette maladie présente, à l'ouverture du cadavre, les altérations suivantes :

L'estomac et les intestins sont distendus par une grande quantité de gaz et par des matières d'un jaune sale, séreuses et parsemées de flocons verdâtres ; toutes les membranes qui dépendent de ces organes sont pâles et décolorées : il semble qu'elles aient été lavées ou détrempées dans l'eau ; les cryptes se laissent à peine entrevoir.

Il peut arriver qu'on rencontre un peu de rougeur sur la membrane muqueuse du cœcum ou du côlon, mais cette altération n'est évidemment que le résultat d'une complication fortuite, car le gros intestin est en général aussi pâle que l'intestin grêle.

Il n'est pas non plus sans exemple d'observer un ramollissement de l'estomac ou d'une partie de l'intestin grêle. Tous ces désordres sont des accidents particuliers, et ne sont point nécessairement liés à cette affection toute spéciale. Tous les autres organes dont se compose l'ensemble de l'économie sont sains, notamment les ventricules latéraux du cerveau, qui ne contiennent jamais d'épanchements. En comparant la marche des symptômes qui se développent pendant les diverses périodes de cette maladie particulière, avec les désordres organiques qui se font remarquer après la mort, on reconnaît qu'elle dépend essentiellement d'un trouble survenu dans les fonctions des membranes gastro-intestinales, et, par suite, d'une décomposition des différents fluides sécrétés par elles. Or ces altérations ne sauraient être rapportées ni à une phlegmasie, ni même à un ramollissement gélatineux qui ne se manifeste que consécutivement et dans quelques circonstances rares et purement accidentelles; on ne peut donc assimiler cette affection à la gastro-entérite, qui prend sa source dans un état inflammatoire, tandis que la maladie qui vient d'être décrite procède indubitablement, dans son principe et dans ses effets, d'un trouble purement nerveux.

M. le professeur Trousseau, qui a donné dans la *Gazette des hôpitaux* une excellente description de cette affection très commune, désignée par lui sous le nom de *choléra des enfants*, l'attribue, ainsi que moi, à une excitation nerveuse.

Mais le germe de cette névralgie qui se propage de proche en proche, de manière à envahir la constitution tout entière, où est-il? Manifestement dans les mâchoires en travail! N'ai-je pas démontré, en effet, que le premier degré de la maladie est caractérisé par un chatouillement dans les gencives dont la persistance est bien de nature à exercer une influence pernicieuse sur tous les organes de la sensibilité, et, par contre-coup, sur les fonctions digestives? N'est-il pas évident que cette indisposition, si petite et si insignifiante en apparence, doit, en paralysant les sources de la vie, devenir assez promptement une cause de mort? Ai-je donc tort d'insister pour que le prurit de dentition soit énergiquement combattu dès que son apparition se révèle par la persévérance que l'enfant met à porter ses doigts à sa bouche?

Je recommande, dans la première période de la maladie, d'opposer au prurit des gencives, cause primitive de tant de désordres, l'influence bienfaisante des frictions sirupeuses. En même temps on mettra le sujet à la diète la plus sévère;

on lui fera prendre des boissons adoucissantes et gommées, dans lesquelles on introduira le magistère de bismuth, dont j'ai obtenu des effets surprenants. On administrera des lavements émollients, on pratiquera des fomentations, enfin on appliquera sur le ventre et sur l'estomac des cataplasmes et des omelettes arrosés d'huile et de baume tranquille.

Il est sage d'éviter les sangsues ; elles sont toujours inutiles et souvent elles sont nuisibles dans cette maladie, à moins que l'intensité de la fièvre ou la nature glaireuse et sanguinolente des selles n'indique qu'elle est compliquée d'une cœcocolite : alors on peut appliquer les sangsues à l'anus ou sur le trajet du côlon. Mais, en dehors de cette circonstance, leur emploi ne saurait être que préjudiciable, car, ainsi que dans le choléra-morbus, l'abondance des évacuations réduit déjà assez promptement le malade à un état de faiblesse extrême.

À la seconde période, il est bon de persévérer dans le même régime, en y ajoutant toutefois les lavements opiacés et les bains. Quand l'enfant ne se livre pas dans la baignoire à une trop grande agitation, ce dernier moyen produit les meilleurs résultats. Les douches de vapeur dirigées sur la région épigastrique produisent encore de très bons effets.

On ne fera usage des opiacés qu'avec une extrême prudence, les enfants très jeunes étant naturellement prédisposés au narcotisme ; on devra préférer les applications externes de laudanum sur le ventre : mais l'action des préparations d'opium par la voie cutanée est lente, et lorsque le danger presse, il faut bien se résoudre à user du sirop diacode du *Codex* ou de quelque autre médicament analogue.

Le plus fâcheux de tous les symptômes qui se manifestent pendant cette affection, c'est la prostration qui s'empare du malade. Les moyens les plus efficaces pour combattre cet état, ce sont les sinapismes et les vésicatoires : il faut en appliquer sur les extrémités, et même, si les accidents s'aggravent, à la nuque et sur l'épigastre ; pourtant les toniques et les excitants à l'intérieur doivent toujours être écartés, car leur intervention est aussi dangereuse que le sont les vomitifs dans la première période.

Quand la maladie se présente sous la forme du choléra-morbus, il est rare qu'elle n'aboutisse pas rapidement à la mort, tous les traitements sont alors à peu près impuissants. Les opiacés, dans ces cas désespérés, sont la dernière ressource sur laquelle on ait le droit de fonder quelque espoir.

CHAPITRE VIII.

DES CONVULSIONS.

Nous avons consacré un chapitre spécial à cette affection, parce que, aux yeux des gens du monde (1), elle est la plus redoutable des maladies résultant de la première dentition, bien qu'en réalité il en est plusieurs dont nous venons de présenter le triste tableau qui sont à bon droit considérées par le médecin comme infiniment plus graves. Mais l'aspect effrayant sous lequel les convulsions apparaissent est en effet de nature à jeter l'épouvante dans l'imagination des personnes étrangères à l'art de guérir, et à leur inspirer avec juste raison des craintes sérieuses. Ce chapitre a pour objet de les éclairer.

Le corps humain est composé d'une charpente osseuse recouverte par des muscles et des mem-

(1) Ce livre, bien que contenant des descriptions anatomiques et des explications scientifiques dans plusieurs de ses parties, est néanmoins destiné plus particulièrement aux mères de famille.

branes qui sont parcourus par des canaux nommés veines et artères. Dans l'intérieur de ces canaux s'opère la circulation du sang. Enfin il existe un système nerveux qui se divise en deux catégories : les nerfs de la vie organique et les nerfs de la vie animale. Les premiers sont indépendants du libre arbitre de l'individu, tandis que les seconds sont les instruments de la volonté.

Je m'explique. Notre cœur bat malgré nous; nos bras et nos jambes, au contraire, agissent conformément aux ordres que nous leur transmettons par l'intermédiaire des nerfs de la vie animale.

C'est dans ces derniers que se manifestent les désordres connus sous le nom de *convulsions :* Les convulsions consistent en une sorte de révolte des muscles moteurs, habituellement soumis à la volonté, mais qui, sous l'influence d'une surexcitation nerveuse, se livrent à des mouvements désordonnés malgré l'individu.

Si l'on recherche la cause qui détermine le plus communément les convulsions, on la trouvera presque toujours dans une sensation de chatouillement. C'est un fait qu'il importe d'établir.

Ainsi n'est-il pas vrai que la présence des vers dans les intestins engendre des convulsions par suite du chatouillement qu'ils exercent sur ces viscères?

N'est-il pas vrai qu'un insecte s'introduisant dans les narines ou dans les oreilles fait encore naître des convulsions en raison d'un chatouillement?

Que le travail de cicatrisation des plaies à large surface est accompagné d'une sensation de cha-touillement qui détermine des convulsions?

Que le prurigo produit des effets analogues?

Interrogez les épileptiques, les hydrophobes, les femmes hystériques, relativement aux impressions qui provoquent leurs convulsions, ils déclarent tous qu'ils ressentent sur les trajets nerveux, quelque temps avant les crises, une sorte de four-millement ou de chatouillement qui les met dans un état d'excitation dont ils ne peuvent se défendre.

Il y a des individus qui, sous l'influence d'un chatouillement à la plante des pieds, sont in-stantanément pris de convulsions.

Pourquoi ne pas admettre alors que les convul-sions des enfants, à l'époque de la première den-tition, prennent leur source dans ce chatouillement dont j'ai démontré l'existence au sein des gencives? Qui se refusera à reconnaître que c'est par le développement et par la durée de cette déman-geaison cruelle que l'excitation nerveuse est portée à son paroxysme? Ne suffit-il pas pour se con-vaincre que telle est bien la cause si longtemps cherchée des convulsions de dentition, d'observer avec quel acharnement les enfants qui y sont sujets portent leurs doigts à leur bouche, avec quelle fureur ils compriment les corps les plus durs entre leurs mâchoires, et quelle excitation, quelle agitation ils éprouvent.

Les convulsions qui dépendent de la dentition sont, pour l'ordinaire, précédées de certains symptômes précurseurs. Voici ceux qu'on remarque le plus généralement :

Les enfants menacés d'une crise prochaine se livrent à de fréquents attouchements sur leurs gencives ; leurs yeux sont brillants, leur corps se roidit subitement ; ils étendent les bras en rejetant le buste en arrière : toute leur attitude décèle une violente agitation. A ce premier symptôme succède un profond accablement, puis les accidents précédents reparaissent et se reproduisent avec la même intensité.

Des désordres intestinaux se manifestent chez ceux-ci par la constipation ; chez ceux-là par la diarrhée, compliqués quelquefois l'un ou l'autre de vomissements. La nuit, les malades sont agités de soubresauts brusques et involontaires. Le sommeil ne dépasse pas l'assoupissement ; les yeux demeurent entr'ouverts, la prunelle est fixe et immobile, à moins qu'elle ne disparaisse presque entièrement sous la paupière supérieure ; la respiration, saccadée, est mêlée de soupirs et de petits cris plaintifs : quelquefois, mais assez rarement, elle n'est en quelque sorte qu'une lamentation continue. Les bras s'étendent machinalement comme pour repousser un obstacle, et les doigts s'écartent en éventail avec une rigidité spasmodique.

Cet état maladif porte le nom des *convulsions internes :* tant que les accidents se bornent à ceux que je viens de décrire, ils n'offrent rien de sérieusement alarmant.

J'ai acquis, par un grand nombre de faits, la certitude que les frictions pratiquées sur les gencives à l'aide du sirop de dentition suffisent presque toujours pour rendre à l'enfant le calme si nécessaire à son bien-être et à son parfait développement. C'est en raison de cette propriété que je me suis cru fondé à donner à ce spécifique le titre d'*anticonvulsif*.

Bien que les symptômes que je viens de décrire ne soient par eux-mêmes l'indice d'aucun danger pressant, il importe pourtant de ne point les négliger, car ils s'aggravent avec le temps, et souvent à ces convulsions bénignes succèdent d'autres convulsions d'un caractère plus inquiétant. Ces dernières sont tantôt locales, tantôt générales, c'est-à-dire qu'elles attaquent, suivant les circonstances, soit une seule partie, soit la totalité du corps. Communément elles se manifestent d'abord dans la région des yeux, lesquels se meuvent tout à coup d'une manière étrange. Cette agitation est suivie d'une effrayante fixité : la prunelle s'éclipse graduellement sous la paupière où elle demeure cachée durant un intervalle plus ou moins long, ne laissant voir que la zone blanche et cristalline du globe oculaire, désignée sous le nom de *sclérotique*; la face contracte, de son côté, une teinte livide et plombée. L'état convulsionnaire, s'aggravant, ne tarde pas à envahir les membres supérieurs; les doigts se fléchissent et s'enroulent à l'entour du pouce, qu'ils tiennent fortement comprimé; la main et le poignet se contournent, le bras se ploie et se déploie avec une roideur télégraphique, ou gesticule comme s'il était mû par le besoin de frapper. La respiration devient de plus en plus irrégulière; l'inhalation est courte et précipitée, l'exhalation se laisse à peine percevoir. Bien que les membres inférieurs participent rarement aux mouvements convulsifs, il n'est pas impossible que cette complication se présente. Voici, suivant mes observations, comment, en cette conjoncture, les phénomènes s'accomplissent.

Les jambes se replient sur les cuisses, qui viennent elles-mêmes s'appuyer sur le ventre, en sorte que l'ensemble du corps affecte la forme d'un Ż. La durée de cet état varie depuis deux minutes jusqu'à une heure.

Lorsque l'accès est léger, il se dissipe promptement et ne se renouvelle pas ; mais cela est rare : le plus souvent il se reproduit à diverses reprises pendant l'espace de deux ou trois jours.

Parfois, dans le cours des accès, le malade est pris de vomissements, ou bien la salive coule avec abondance au dehors, ou bien encore la bouche se remplit d'écume, et il se produit dans les molaires fortement contractées une sorte de *trismus* particulier.

Si la crise se présente sous une forme violente, il peut advenir que la respiration se trouve complétement suspendue, circonstance qui rend l'asphyxie imminente. Alors la tête se rejette en arrière, le corps se crispe, le hoquet survient, et la mort ne se fait pas longtemps attendre.

Très souvent on ne rencontre sur le cadavre de l'enfant mort d'un semblable accident ni lésion organique, ni épanchement cérébral : preuve con-

cluante que l'accident n'a pour cause qu'un désordre purement nerveux.

Les convulsions de cette nature sont cependant,
en réalité, plus effrayantes que dangereuses; il
existe divers moyens d'y remédier assez promptement. On me saura gré sans doute de consigner
ici un procédé fort simple et purement mécanique,
qui m'a constamment réussi, pour faire cesser presque instantanément les convulsions de dentition.

Il consiste tout simplement à desserrer de force
les dents du petit malade à l'aide des doigts, ou,
mieux encore, au moyen de l'*ouvre-bouche* exé-
cuté par M. Charrière d'après le plan que je lui ai
fourni. On saisit la luette entre le pouce et l'index,
et on lui fait subir une ou deux tractions. Cette
opération provoque à l'instant même, chez le
petit malade, un effort pour vomir, qui aboutit
même quelquefois à une évacuation muqueuse.
Aussitôt le spasme disparaît, le corps revient à son
état normal, et le salut de l'enfant est assuré : pour
compléter la cure, on le place aussitôt dans un
bain tiède, et afin de prévenir de nouvelles attaques
on s'oppose à l'excitation gengivale par l'emploi
fréquemment répété des frictions sirupeuses.

Ajoutons que si les gencives étaient le siége
d'un gonflement prononcé, ce serait le cas de pra-

tiquer une incision cruciale sur les parties les plus tuméfiées, afin d'opérer un dégorgement salutaire.

Par la méthode fort simple que je viens d'indiquer, j'ai rendu plus d'une fois la vie à des enfants atteints de convulsions tellement violentes que l'asphyxie était inévitable.

Il est admis que les convulsions dépendantes de la dentition affectent plus particulièrement les enfants forts et robustes, et, parmi ceux-ci, les sujets qui se distinguent par leur prédisposition aux inflammations et aux congestions; cependant elles n'épargnent pas davantage les enfants maigres et chétifs, quand ils sont nerveux et irritables. Bien que les convulsions, une fois guéries, ne laissent pour l'ordinaire aucune trace, il y a pourtant des exceptions à cette loi générale, et l'on voit, à la suite de violents accès, des enfants condamnés à rester pendant leur vie entière paralysés, défigurés, estropiés, contrefaits, ou sujets à des spasmes voisins, soit de l'apoplexie, soit de l'épilepsie. Nous pourrions citer, entres autres exemples, celui de la fille d'une actrice célèbre au Vaudeville (1), qui perdit la vue à l'âge de deux

____

(1) Mademoiselle Minette. Sa fille s'appelait Sophie. Cette enfant, douée d'une intelligence remarquable et de talents peu com-

ans, par suite de convulsions, et ne la recouvra jamais, malgré tous les efforts de l'art.

Quand les convulsions sont légères, de courte durée, et que l'enfant reprend sa gaieté naturelle immédiatement après l'accès, la maladie est sans gravité; mais si les crises, au contraire, se prolongent et se multiplient, ou bien encore si la première débute avec une grande intensité, il faut en conclure que la vie du malade court de très sérieux dangers.

Le traitement des convulsions doit être, suivant la méthode ordinaire, divisé en régime préservatif et en régime curatif. Le premier est, selon moi, fort limité : il se borne à s'opposer à l'irruption et au développement du prurit de dentition. On y joindrait au besoin l'emploi des dérivatifs tels que de petits vésicatoires appliqués derrière les oreilles, des sinapismes légers posés aux extrémités inférieures, des lavements laxatifs ou des purgatifs bénins, des bains tièdes et quelques autres moyens anodins.

muns chez les personnes privées de la vue, avait quinze ans lorsqu'elle servit de modèle à mademoiselle Mars pour étudier la physionomie et les allures des aveugles, que cette admirable actrice reproduisait avec un si prodigieux et si légitime succès dans le rôle fameux de *Valérie.*

Le régime curatif consiste, aussitôt qu'un accès éclate, à tremper les pieds et les mains du malade dans de l'eau chauffée au degré le plus élevé qu'il pourra le supporter ; après quoi on lui mettra des sinapismes aux jambes et on lui frappera fortement le visage avec un linge imbibé d'eau froide.

Si l'enfant est de forte complexion, on pourra appliquer une ou deux sangsues derrière les oreilles, puis lui administrer par petites doses une tisane mélangée d'eau de mélisse ou de fleur d'oranger. Mais on se gardera d'employer les sangsues lorsqu'on aura affaire à une organisation chez laquelle la faiblesse s'unit à la sensibilité nerveuse.

J'ai dit plus haut que les convulsions étaient généralement annoncées par certains symptômes avant-coureurs. Cette observation, justifiée par l'expérience, s'est trouvée cependant contredite par certains cas exceptionnels, dans lesquels les convulsions ont éclaté spontanément et sans s'être fait prévoir par aucun des signes ordinaires. Il est donc prudent de se tenir en garde et de ne point attendre l'explosion du mal pour s'armer contre ses ravages. Le prurit de dentition est un signe de dentition difficile qui ne fait jamais défaut. Aussitôt donc qu'on aura signalé sa présence, on le combattra sans perdre de temps, puisqu'il est à n'en pas douter la cause première de tous les accidents de la dentition laborieuse. Je ne saurais trop le répéter : *Sublata causa, tollitur effectus.*

CONCLUSION.

Si je n'ai pas donné plus d'étendue à cet écrit, c'est que je n'ai voulu en puiser les éléments que dans ma pratique personnelle, et n'y émettre autant que possible, que des idées nouvelles. Rien n'est plus facile que de doubler l'épaisseur d'un volume, en reproduisant des travaux déjà publiés; mais à quoi bon? C'eût été noyer au milieu de redites et de banalités ce qu'il y avait de neuf dans mes recherches.

J'avais surtout à cœur, ainsi qu'on l'a pu voir, de détruire un préjugé, accrédité jusqu'à ce jour, et suivant lequel les dents opéreraient leur sortie en *perçant* les gencives ; tandis qu'il est constant que cette sortie s'effectue, d'une part, par l'action du tissu spongieux qui tapisse le fond des mâchoires et soulève les dents; de l'autre, par le développement, au-dessus de ces ostéides, d'un petit corps fongiforme qui détruit et absorbe tous les obstacles qui pourraient s'opposer à cette évolution.

Après avoir prouvé que les accidents qui accompagnent fréquemment le travail des dents ne dépendent point de ce percement imaginaire, il importait d'en constater la véritable cause : la découverte du *prurit de dentition* est venue éclairer la question.

Je n'ai pas dû m'appesantir sur ce qui a rapport au traitement des maladies consécutives, ce sujet étant plus particulièrement du domaine de la médecine. Mon but, quant à moi, consistait :

1° A remonter à la source du mal;

2° A indiquer un régime préservatif;

3° A trouver un moyen curatif pour combattre avec succès le prurit de dentition lorsqu'il se déclare.

Quant au traitement des maladies consécutives, écloses sous l'influence des progrès de cette dernière affection négligée ou méconnue jusqu'ici, j'ai effleuré ce sujet avec une extrême réserve, attendu qu'il se modifie suivant les circonstances, la constitution du sujet et l'intensité des maladies. Il est pourtant certains troubles dans l'économie, tels que les maladies sympathiques des organes gastro-intestinaux et cérébraux, sur lesquels je me suis étendu davantage, parce qu'ils semblent plus particulièrement liés à la dentition, et alors je me suis appuyé de l'autorité des maîtres qui ont écrit ou professé sur cette branche spéciale de l'art de guérir. Je me fais donc un devoir de reconnaître que les prescriptions médicales sont empruntées, pour la plupart, aux savantes leçons et aux traités de MM. Barthez et Rilliet, Alphonse Leroy, Desessart, Beaumes, Barrier, Fox, Blake, Guersant, Blache, Trousseau, Hunter, Delabarre père, Jourdain, Laforgue, Duval et de plusieurs autres professeurs distingués.

Si je puis avoir rendu un service à l'humanité en indiquant des moyens nouveaux pour soulager les souffrances qu'éprouvent, durant la dentition, les petites créatures si frêles et si intéressantes qui m'ont occupé dans le cours de cet ouvrage, le but que je me suis proposé est rempli.

FIN.

TABLE DES MATIÈRES.